Walter Rehm

Couch Karma

Über dieses Buch

„Couch Karma" ist eine Reise auf der Suche nach dem Wohlbefinden. Dabei konzentriert sich der Erfahrungsbericht des Autors auf eine zentrale Erkenntnis: Verabschiede dich von dem Gedanken, dass das Schicksal oder der Zufall dein Leben lebenswert machen. Das kannst nur du selbst.

Das Buch ist ein abenteuerlicher Ritt durch die Welt des Aufhörens und Loslassens. Grenzerfahrungen und Grenzerweiterung spielen ebenso eine Rolle wie körperliches und geistiges Training. Und das beileibe nicht nur für Yoga-Fans.

Walter Rehm gelingt das Kunststück, über Yoga, positives Denken, Achtsamkeit, Entschleunigung, Meditation, Spiritualität, Nachhaltigkeit, Selbstoptimierung, Frugalismus und Resilienz zu sprechen, ohne einen einzigen dieser Begriffe zu verwenden. Dafür bleibt viel Platz zum Staunen und Miterleben – und für das eine oder andere Schmunzeln.

Über Walter Rehm

Walter Rehm ist selbstständiger Medienberater und Autor. Er hat bis heute keinen Social-Media-Account eröffnet, und auch nie eine Yoga-Stunde besucht. Er vertraut seinem Rücken mehr als dem Kopfkissen und der Stuhllehne. Er hat sich von seinen schlechten Gedanken genauso verabschiedet wie von der Zigarette, der Waage, dem Wecker und der Armbanduhr. Vor einiger Zeit hat er auch seinen Job als Filmrechte-Einkäufer beendet und widmet seine Aufmerksamkeit jetzt noch konsequenter seiner Reise auf der Suche nach dem Wohlbefinden. Walter Rehm lebt in München.

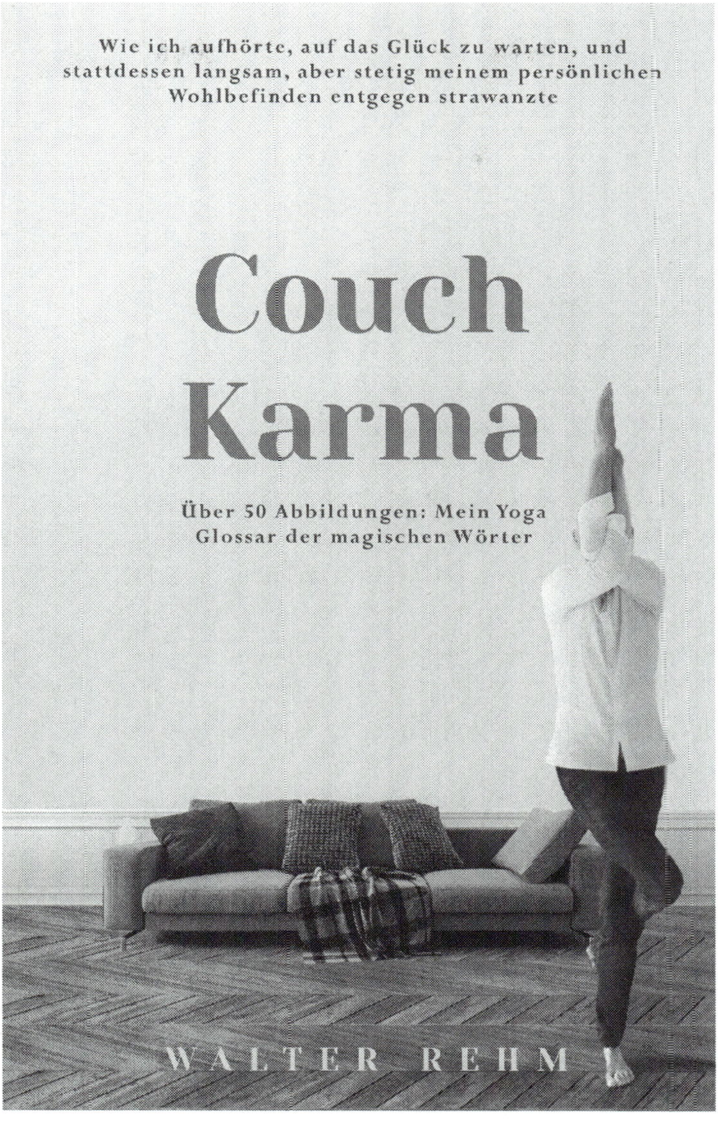
Wie ich aufhörte, auf das Glück zu warten, und stattdessen langsam, aber stetig meinem persönlichen Wohlbefinden entgegen strawanzte
Couch Karma
Über 50 Abbildungen: Mein Yoga Glossar der magischen Wörter
WALTER REHM

Ich hab keine Zeit.

Aber es geht doch um dein Wohlbefinden.

Ja, später, ich hab jetzt grade wirklich keine Zeit.

Der Studienleiter, der der Proband ist

Ich arbeite für Geld, aber nicht für mein Wohlbefinden.

Ich bin ein Vertreter der einzigen Spezies auf diesem Planeten, die freiwillig nicht artgerecht lebt.

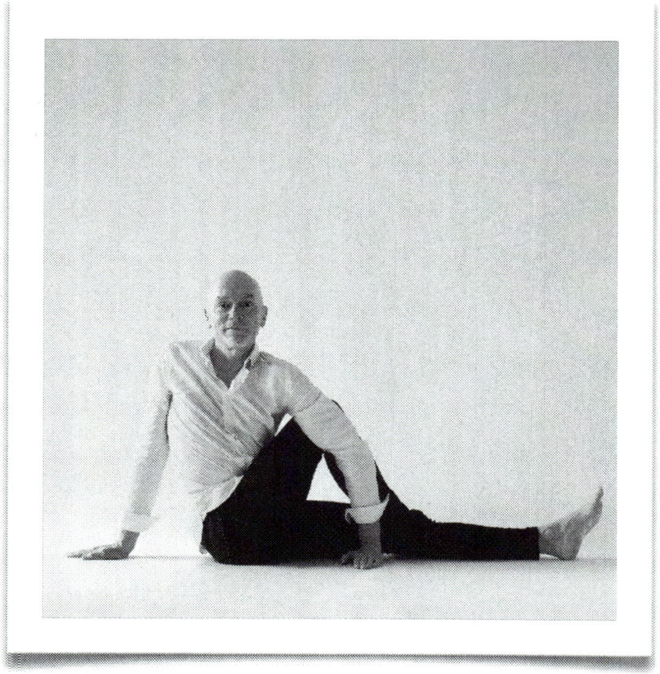

„Es geht um dein Wohlbefinden!"

Nach vielen Jahren Beschäftigung mit dem Thema fühle ich mich bei diesem Satz immer noch in Alarm versetzt. Ich reagiere ungefähr so, wie andere Leute auf die Schlagzeile: „Ihr Geld ist in Gefahr!" Ich sammle sie schon eine ganze Weile wie einen Goldschatz, fleißig wie ein Eichhörnchen: die kleinen und großen Dinge, die mir ein erfülltes und zufriedenes Leben ermöglichen. Ich kenne die Orte, an denen ich nach meinem Wohlbefinden schürfen und mein persönliches Diesseits-Karma-Konto auffüllen kann. Ich habe mir viele Werkzeuge und Instrumente zurechtgelegt, mit denen ich einen Augenblick und die Ewigkeit eins werden lassen kann. Jeder Tag soll es wert sein. Das ist mein Lebensmotto, und ich setze es täglich um.

Und trotzdem oder gerade deshalb springt er mich immer wieder an, dieser Satz: „Es geht um dein Wohlbefinden!" Meistens dann, wenn ich gerade wieder glaube, keine Zeit zu haben. Doch genau dann verliert mein Leben die wichtigste Eigenschaft, die es zu bieten hat: lebenswert zu sein. Ich bin überzeugt: Ohne Wohlbefinden gibt es kein Sattwerden beim Essen und keine Ruhe im Schlaf, keine Liebe und kein Selbstvertrauen. Durch die Steuerung meines Wohlbefindens bleibe ich heil und gesund. Ich entwickle ein starkes Immunsystem – gegen Viren und Bakterien genauso wie gegen mangelndes Selbstbewusstsein, Hilflosigkeit oder Verzweiflung.

Es fällt uns immer wieder erstaunlich schwer, das Wohlbefinden in unserem Leben ernst zu nehmen. Aktiv daran zu arbeiten: beinahe undenkbar! Wohlbefinden, das haben wir Menschen nicht gelernt. Wenn wir es erleben, halten wir es für einen Zufall oder für Schicksal. Wir sind mit dem Streben nach Wohlbefinden geboren worden, doch es wurde uns vom ersten Tag unseres Lebens an wieder abtrainiert. Als Baby warten wir ganz selbstverständlich auf unser Essen. Doch wenn wir vor Hunger weinen, bekommen wir ganz nebenbei auch Aufmerksamkeit und Wärme. Wir lernen, auf diesen Quell unseres Wohlbefindens zu warten. Vom ersten Tag an ist es etwas, worauf wir hoffen und wonach wir schreien, aber nichts, worum wir uns selbst kümmern und woran wir zu arbeiten lernen.

Auch im Erwachsenenalter bleibt das Wohlbefinden bestenfalls ein Nebenprodukt. Wir arbeiten für Geld, aber nicht für unser Wohlbefinden. Weder zu Hause noch in der Schule lernen wir etwas darüber. Erfüllung, Zufriedenheit, Wohlbefinden, Ausgeglichenheit und Selbstfürsorge, das gibt es als Vorträge im Wochenendseminar. Doch selbst der teure Entspannungsworkshop gehorcht demselben Prinzip: Irgendjemand anderes, irgendetwas außerhalb von uns selbst soll für unser Wohl sorgen. Wir lernen nicht, wie es ist, selbst aktiv und vor allem regelmäßig an unserer Selbstverwirklichung und Entfaltung zu arbeiten. Zufriedenheit als Hauptfach, als tägliche Arbeit, das kommt uns wie ein Fremdwort vor. Lebensfreude und Harmonie sind keine unserer Art entsprechenden Tätigkeiten. Das Gegenteil erscheint uns vertrauter: Wir begeben uns in unvorstellbare Abhängigkeiten, reagieren im Sekundentakt auf jede beliebige Fremdsteuerung und ordnen uns irrwitzigen Zwängen unter. Wir sind die einzige Spezies auf diesem Planeten, die freiwillig nicht artgerecht lebt Wir haben uns so sehr daran gewöhnt, unsere natürlichen Bedürfnisse hintanzustellen, dass wir verlernt haben, überhaupt darauf zu achten, was wir eigentlich wollen, geschweige denn wann und wie wir es wollen. Wir sind sogar in der Lage, nicht zu essen, zu trinken, zu schlafen oder auf die Toilette zu gehen, wie es für uns natürlich ist. Wir ignorieren mitunter sogar unsere Körperfunktionen. Wir feiern ein schönes Abendessen im Freundeskreis als Ereignis, aber was machen wir während der anderen zwölf Stunden des Tages, während der restlichen sechs Tage der Woche und der anderen neunundzwanzig Tage im Monat? Wir blicken auf einen glücklichen Tag, an dem alles zu unserer vollsten Zufriedenheit verlaufen ist, und ignorieren, dass da noch 364 andere Tage im Jahr zur Gestaltung unseres Wohlbefindens verbleiben. Was machen wir, damit es uns auch an diesen Tagen gut geht?

Wenn ich dieses Buch als Ratgeber bezeichne, dann deshalb, weil es eine Sammlung von Angeboten und Ideen ist. Und eine Motivation für Sie, Ihre eigenen Ideen zu entwickeln. Deshalb ist dieses Buch vor allem eine Geschichte. Meine Geschichte. Ich berichte von meiner spannenden Reise auf der Suche nach dem Wohlbefinden. Ich bin Initiator, Leiter und einziger Proband einer Studie, die seit mehr als 50 Jahren genau das erforscht: Wie funktioniert er, der schöne Tag?

Worüber ich allerdings nicht sprechen möchte, ist das Glück. Bei Glück, da schwingt in unserem Sprachgebrauch immer der Zufall mit. Und dem überlasse ich in diesem Zusammenhang gar nichts. Mein Wohlbefinden nehme ich selbst in die Hand. Und das ist übrigens kein Nebenjob!

Um was also geht es in meiner Studie? Vor allem darum, mich keinen Zwängen mehr unterzuordnen und sie kontinuierlich aus meinem Alltag zu entfernen. Dabei spielt ein Satz eine wichtige Rolle: Du musst nichts tun, was du nicht willst. Auf meiner Suche nach dem Wohlbefinden entdeckte ich nämlich eines Tages, dass jeder Mensch diesen Satz auf zwei völlig unterschiedliche Weisen für sich wahr machen kann.

Ein anderer Satz hat ebenfalls einen großen Anteil an meiner Lebenszufriedenheit: Ich bringe keine Minute meines Lebens nur hinter mich. Und schließlich ist da noch diese Kurzanleitung, die bei unendlich vielen Gelegenheiten und in vielen unterschiedlichen Situationen ganz massiv über mein Wohlbehagen entscheidet. Es sind nur zwei Wörter: „bei" und „mir".

Daneben umfasst meine Studie das wunderbare Fachgebiet des Loslassens, Aufhörens und Weglassens. Hier bin ich ohne Übertreibung einer der führenden Experten. Seit ich mit ungefähr zehn Jahren zum letzten Mal bei meinen Eltern im Schlafzimmer stand, um zu spionieren, was ich wohl zum Geburtstag bekommen würde, ist da noch einiges dazu – äh – weggekommen. Zigaretten zum Beispiel, aber auch Lippenpflege, Deo, Duschgel, Cremes, Kopfkissen, Stuhllehnen, Schlagzeilen, Lotterie, Neugier, Neid, schlechte Gedanken, Pflaster, Warzen, Kopfschmerzen, Tabletten, Waage, Wecker, Armbanduhr, E-Mail, Mobiltelefon, Regenschirm, Auto und sogar Arbeit. Doch ist die schiere Menge hier wirklich entscheidend? Wichtig ist nur: Was ich nicht brauche und was meinem Wohlbefinden im Weg steht, mit dem höre ich auf. Dabei muss aber jedes Loslassen Spaß machen, jedes Weglassen Abenteuer versprechen. Verzicht steht nicht auf meinem Reiseplan. Außerdem entscheide ich mich meistens nicht für das offensichtliche „Lebe jeden Tag, als wär's dein letzter", sondern „Lebe jeden Tag, als wär's dein erster". Nicht für das übliche „Ich muss mit dem Rauchen aufhören", sondern „Ich rauche gern – sonst würde ich ja aufhören". Warum ich trotzdem mit dem Rauchen aufgehört habe? Nur, weil es keinen Spaß mehr gemacht hat, natürlich. Sind Sie jetzt neugierig geworden? Obwohl: Neugier? Habe ich die nicht auch abgeschafft? Na ja, Neugier kann auch etwas unheimlich Produktives sein. Dieser Fall hier ist eine ganze Weile her:

Santa Monica, früh am Morgen. Ich habe noch etwas Zeit bis zu meinem ersten Termin und treibe mich auf der Straße herum, Second Street oder Third Street. Plötzlich werde ich langsamer. Ich habe im Vorbeigehen etwas gesehen. Ich bleibe stehen, drehe um und gehe unauffällig zurück. Eine Glastür mit Vorhang. Der Vorhang ist verrutscht. Ich schaue mich um. Es ist noch sehr früh, da ist niemand, der mich sehen könnte. Drinnen beobachte ich einige Frauen in Tops und Tights. Sie stehen, sitzen und liegen auf Matten. Sie drehen sich, krümmen und dehnen sich mit unfassbarer Präzision in unvorstellbaren Positionen. Sie berühren nur mit Fingern und Zehen den Boden. Sie richten sich auf, springen, schweben. Sie gehen wie auf Luft. Die Frauen sehen immer wieder in eine Richtung, nicken und nehmen neue Haltungen ein. Irgendwo muss eine Lehrerin oder ein Lehrer sein. Mein Blickfeld ist eingeschränkt, also beuge ich mich vor. Eine Hand bewegt sich langsam durch die Luft, eine zweite kommt hinzu. Ich kann die dazu gehörige Person nicht sehen. Plötzlich ein Geräusch. Ruckartig drehe ich mich um. Da ist niemand. Und nirgends eine Uhr. Wann muss ich los? Meine Termine erscheinen in diesem Augenblick so unwichtig. Ich kann nicht weggehen. Ich beobachte mit starrem Blick das Geschehen. Was sehe ich da? Wie heißt das? Ich werde meine Faszination darüber erst sehr viel später verstehen. Und ich werde feststellen, dass darin beinahe alles enthalten ist, auf dem die Arbeit an meinem Wohlbefinden aufbauen wird.

Dann fehlt ja nur noch dieser schöne Ort, der mir eines Tages als Sinnbild all meines Strebens aufgefallen ist: die Couch. Ausgerechnet die Couch! Die Couch ist ein unbeschriebenes Blatt. Wir nutzen die Couch für alles Mögliche und können ungefähr alles darauf tun, was wir wollen, wie zum Beispiel sitzen, uns anlehnen, liegen, uns einrollen, uns ausstrecken, nachdenken, nichts denken, dösen, kuscheln, schlafen, essen, trinken, fernsehen, Musik hören, ein Buch lesen, telefonieren, in den Laptop tippen, mit dem Mobiltelefon spielen. All das ist angenehm. Wir sammeln einfach nur positive Energie. Selbst wenn wir auf der Couch arbeiten, ist das entspannter als überall sonst. Und nichts von alldem steht in einer Bedienungsanweisung für die Couch. Was passiert, ist nicht in Stein gemeißelt, sondern allein unsere Entscheidung. Vergleichen Sie das mal mit Ihrem Bürostuhl. Couch Karma bedeutet also genau das: Ich nehme die Gestaltung meines Wohlbefindens so in die Hand, wie ich meine Zeit auf der Couch verbringe. Alles ist möglich, alles ist angenehm, aber nichts ist vorbestimmt. Übrigens auch das Nichtstun nicht.

Die Zigarette, die die erste ist

Wie schnell der Weg vorübergeht, wenn man nicht darauf achtet.

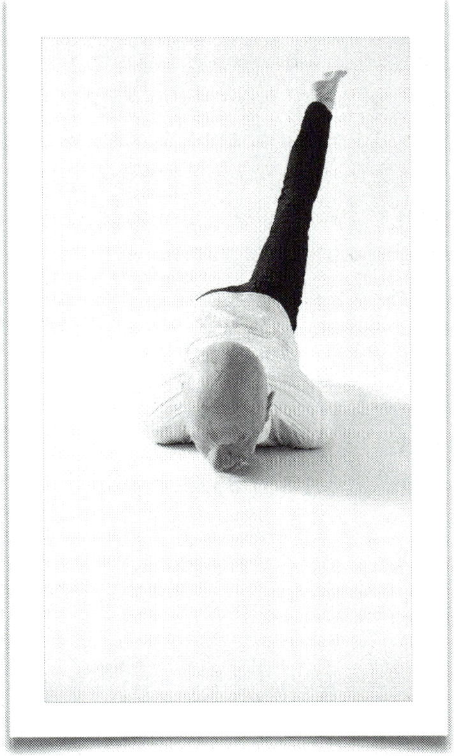

Samstagmorgen. Ich gehe im Wald spazieren. Herbstnebel wabert zwischen den Bäumen. Oder ist es das Tau schwitzende Gras von nebenan? Nein. Ein leichter Nieselregen, der sich so fein verteilt, dass ich kaum merke: Die Feuchtigkeit kommt von oben, nicht von unten. Es ist schon beinahe zu kalt, um ohne Mütze und Handschuhe zu gehen. Zu kalt, um stehen zu bleiben. Alles ist zu nass, um sich irgendwo hinzusetzen. Doch da ist der kleine Teich, über dem um diese Jahreszeit der Nebel noch viel geheimnisvoller aufsteigt als irgendwo sonst. Ich denke an die gekieste kleine Fläche mit der Parkbank darauf und dem winzigen Pavillon darüber. Wenn kein Wind weht, schirmt der Pavillon ganz gut ein paar spärliche Regentropfen ab. Die Bank könnte trocken sein, wenn sie sich nicht über Nacht schon mit Feuchtigkeit vollgesaugt hat. Da steigt tatsächlich noch mehr Dunst vor mir auf.

Ich bin schon da. Wie schnell der Weg vorübergeht, wenn man nicht darauf achtet. Kurz prüfe ich mit einem Blick die Bank auf Feuchtigkeit, aber dann sitze ich auch schon darauf. Ein paar Minuten sehe ich noch auf die glatte Wasseroberfläche hinaus, aber dann mache ich, woran ich schon die letzten zwanzig Minuten gedacht habe. Ich ziehe den Tabak heraus. Die Zigarette ist schnell gerollt, bevor die Finger klamm werden. Dann doch noch ein Blick zum Himmel. Da blitzt ein Sonnenstrahl.

Drüben auf der anderen Seite des Teichs geht sie wieder. Die, die hier sitzen würde, wenn ich nicht schneller gewesen wäre. Eine Minute später passiert sie mich schon mit einem stummen Gruß, nur ein Nicken, dann ist sie vorüber. Ihre Zigarette wird sie unterwegs im Gehen oder irgendwo stehend rauchen. So, wie ich es getan hätte, wenn sie vor mir da gewesen wäre. Wir wissen voneinander. Sie könnte mir Feuer geben oder ich ihr, so pünktlich sind wir oft am späten Samstagvormittag. Ich ziehe die Zündhölzer heraus, öffne die Schachtel. Ah, ich erinnere mich: nur noch abgebrannte Hölzchen darin. Beinahe springe ich schon auf, der Frau hinterher, aber dann spüre ich beim Abtasten der Innentasche der Jacke, dass ich auch noch ein Feuerzeug dabei habe. Ich warte noch ein paar Sekunden, bis die Spaziergängerin außer Sichtweite ist. Bis ich diese Minute ganz für mich habe. Dann drehe ich mit einem konzentrierten Ruck das kleine Rädchen und entzünde das gleichmäßig ausströmende Gas beim ersten Versuch.

Das Aufstehen, das ein Liegen ist

Zum richtigen Ziel darf der Weg auch ein bisschen länger sein, mit mehr Umwegen und Sackgassen, als ich am Anfang oft denke.

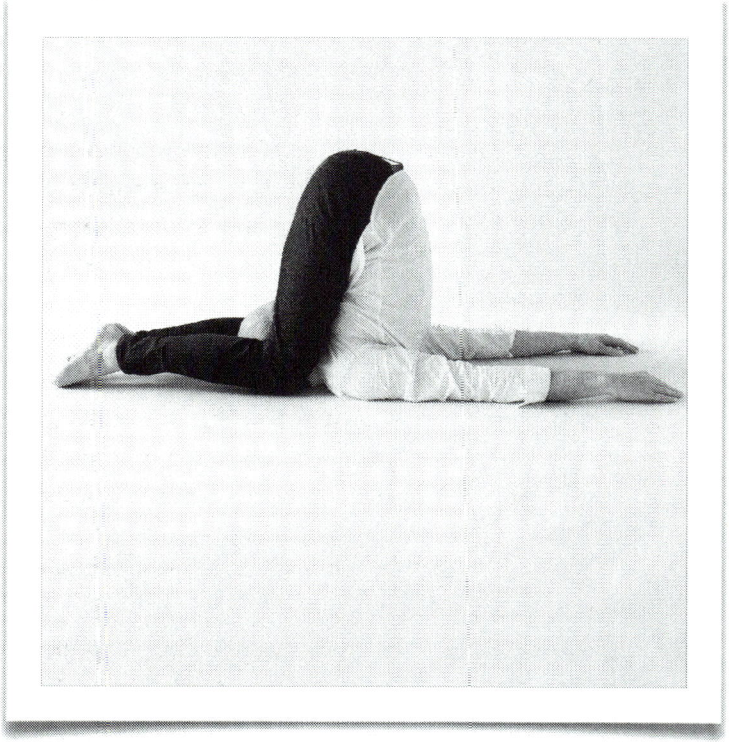

„Komm doch auch zu uns in den Verein!" Der Ruf scheint von Kindheit an die perfekte Antwort auf meine tiefe Sehnsucht nach Bewegung zu sein: Jeder Tag soll mehr sein, als er ist. Besonders! Es treibt mich auf den Fußballplatz, jeden Nachmittag, zwei Stunden, drei Stunden, vier Stunden, bis es dunkel wird, bis die Lunge schmerzt. Die Freunde, mit denen ich von Montag bis Freitag über den Rasen hetze, bis der Schnee kommt, fragen mich, bitten mich, doch auch im Verein mitzutrainieren. Doch wenn es nicht der Rausch des Spiels ist, der mich alles andere vergessen lässt, kann ich Sport nicht in der Gruppe treiben.

„Ich kann nicht trainieren", sage ich.

„Warum nicht?", fragen sie.

„Ich fühle mich dann nicht frei", antworte ich.

„Und warum nicht?"

„Weil die Leute neben mir alle das Gleiche machen. Und weil ich tun muss, was jemand anderes von mir erwartet."

„Aha", sagen sie, „der Trainer. Hast du ein Autoritätsproblem? Und woher willst du überhaupt wissen, dass du das nicht kannst? Du warst ja noch nie beim Training."

Da haben sie allerdings Recht. Schon als ganz kleines Kind bin ich sehr hartnäckig im Ablehnen von Dingen, bevor ich sie überhaupt kennen gelernt habe. Wahrscheinlich lehne ich sie sogar ab, um sie nicht kennen lernen zu müssen. Die Dinge bieten sich an, sie schreien von allen Seiten: Entdecke mich! Schau mich an! Besuch mich! Trainier mich! Nutze mich! Lies mich! Iss mich! Meine Reaktion lautet aber immer nur: Nein danke, nicht für mich.

Doch ich will nicht mehr mein ganzes Leben versäumen. Wenn die anderen keine Lust mehr haben, jeden Nachmittag zu kicken, weil sie schon zweimal die Woche trainieren und am Samstag in der Liga spielen, muss ich eben etwas anderes finden. Irgendetwas muss ich tun mit meinem Körper. Er, der Körper, wehrt sich zwar, weil ihm der Rausch des Spiels fehlt, aber ich trickse ihn aus. Am Morgen, gleich nach dem Aufstehen, bevor er seinen Kollegen, den inneren Schweinehund, mobilisieren kann, überrasche ich ihn. Ich mache Liegestütze. Jeder Tag beginnt mit so vielen Liegestützen, wie die Arme hergeben. Es geht los, bevor die Fußsohlen überhaupt den Boden berühren. Es geht los, bevor ich zu denken beginne. Ich falle aus dem Bett direkt in die Übung hinein. Danach kann kommen, was mag, denke ich. Ich habe ja schon etwas geleistet. Für heute habe ich mich schon überwunden. Das kann nur gut sein, auch wenn ich dafür erst mal am Boden liege.

Ist das wirklich so? Irgendetwas klopft an die Tür meines Bewusstseins und sagt mit dumpfer Stimme: Echt jetzt? Ich weiß es noch nicht, aber zum richtigen Ziel darf der Weg schon auch ein bisschen länger sein, mit mehr Umwegen und Sackgassen, als ich mir am Anfang vorstellen möchte.

Das Gewissen, das schlecht ist

Es ist meine Entscheidung.

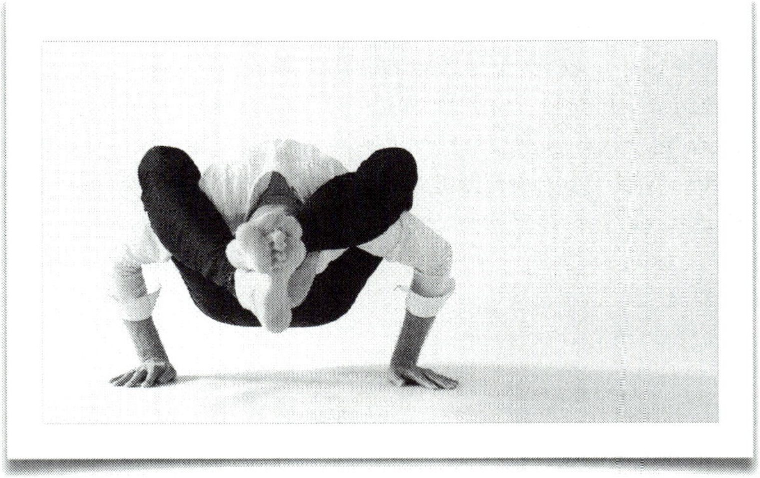

Als Kind gibt es für mich in den Tagen kurz vor meinem Geburtstag nur eines. Ja, das ist jetzt die Geschichte aus dem Schlafzimmer meiner Eltern. Wie alt bin ich? Zehn Jahre? Oder doch schon zwölf? Die Eltern sind irgendwo unterwegs, den ganzen Vormittag nicht da. Die Kinder sollen sich selbst Frühstück machen, so lautet die Anweisung vom Abend zuvor.

Frühstück? Wen interessiert schon Frühstück? Die Brüder vielleicht, wenn sie in zwei Stunden dann endlich auch mal wach werden. Ich bin heute bedeutend früher dran. Kaum dass ich aufgewacht bin, stehe ich auch schon an dem verbotenen Ort. Keine Ahnung, wie das kommt. Ich kann mich nicht erinnern. Ich wache auf und bin im nächsten Augenblick schon dort: im Schlafzimmer der Eltern. Das wollte ich doch gar nicht, oder? Egal. Jetzt ist es eben passiert.

Der verbotene Ort. Und da steht er auch schon: der verbotene Schrank. In dem Schrank steckt ein Schlüssel. Der Schlüssel lässt sich nur schwer herumdrehen. Das Schloss macht Geräusche. Es erfordert also etwas Geduld, beinahe mehr, als ich in dieser Situation aufbringen kann, um den Schlüssel vorsichtig dazu zu bringen, das zu tun, was ein Schlüssel eben tun soll. Ohne dass ich jemanden aufwecke, wohlgemerkt. Türen stehen offen. Wände sind hellhörig. Oder ist das nur mein eigenes Herz, das ich da schlagen höre? Nein, das ist tatsächlich der Schlüssel. Er dreht sich mit konstantem Widerstand langsam weiter. Meine Hände drücken die Schranktür, halten das Schloss und den Schlüssel fest. Sie drehen den Schlüssel. Weiter und weiter. Dreihundertsechzig Grad. Und noch mal dreihundertsechzig Grad. Es hört nicht auf. Die zweite Umdrehung geht noch ein bisschen schwerer. Er spricht aber ganz präzise an, der Schlüssel. Der Gegendruck bleibt während der gesamten Drehung. Und der nächsten. Dann: Klick.

Ich habe natürlich noch keinen solchen Reifegrad erreicht, dass ich den Glückszustand, den Rausch, der mich jetzt ereilt, auf etwas anderes zurückführen könnte als auf die Schätze, die sich mir hinter der leicht überwindbaren letzten Hürde präsentieren werden. Die Schätze, die hier, im elterlichen Vertrauen nur halbherzig verborgen, auf meinen Geburtstag warten. Tatsächlich ist es aber die Situation selbst, das Verbotene, die Überraschung, ja, die Tür und davor schon das Schloss mit seinem Klicken, das diese Euphorie und Anziehungskraft erzeugt, der ich seit Jahren nicht widerstehen kann.

Soweit die Erinnerung. Der Ablauf des Ereignisses, wie er immer war. Und jetzt ist es wieder soweit: Mein nächster Geburtstag steht vor der Tür. Kaum sind die Eltern außer Haus, stehe ich auch schon in Ihrem Schlafzimmer. Ich weiß wieder einmal nicht, wie ich in den Raum gekommen bin. Ich erinnere mich an das Klicken des Schlosses nach der zweiten Umdrehung des Schlüssels. Ich starre den Schrank an. Ich bin noch nicht dort, habe die Hände noch nicht nach dem Schlüssel ausgestreckt. Warum stehe ich immer noch reglos da? Irgendetwas hält mich davon ab, zum Schrank zu gehen, den Schlüssel zu drehen und die Tür aufzureißen. Da ist dieser andere Gedanke: Morgen früh werde ich in dem Augenblick, in dem meine Eltern mir gratulieren und die Geschenke überreichen, meiner Stimme und meinem Gesicht wieder einmal den Ausdruck der Überraschung befehlen müssen, obwohl ich doch schon alles weiß. Ich werde ein sorgfältig vorbereitetes Maß an Euphorie verströmen müssen. Obwohl der Rausch ja schon längst vorbei ist. Und ich werde mich mit einer angemessen dosierten Begeisterung bedanken müssen. Ich werde sehr genau spüren, wie wenig echt das alles ist. Ich werde Angst haben, dass die anderen das bemerken. Und das Schlimmste ist: Bis dahin und noch eine ganze Weile danach wird es wieder da sein: mein schlechtes Gewissen.

Und dann, zum ersten Mal, tue ich es einfach nicht.

Die Geschichte aus dem Schlafzimmer meiner Eltern liegt viele Jahre zurück. Doch sie fällt mir bei verschiedensten Gelegenheiten immer wieder ein. Immer wieder stehe ich in Gedanken vor dem Schrank und empfinde dieses unbeschreibliche Glücksgefühl. Es ist meine Entscheidung. Ja, morgen ist mein Geburtstag. Ich weiß, das bedeutet seit jeher, dass ich die Geschenke ausspioniere und anschließend mit der Angst lebe, dass meine Schandtat entdeckt werden könnte. Die Vorfreude aus der Zeit vor der Spionage fällt mir ein. Die echte Überraschung. Und ich erinnere mich an andere Gelegenheiten, in denen mir Überraschungen wahre Glücksgefühle beschert haben. Warum mache ich mir das zum Geburtstag seit Jahren kaputt? Die kurze Freude beim Spionieren ist keine angemessene Entschädigung für mein schlechtes Gewissen, kein Ersatz für die geteilte Freude mit meinen Eltern. Also, wieso mache ich es? Muss ich das tun? Ich kann mich doch einfach anders entscheiden. Einfach nicht spionieren. Es geht auch ohne.

Der Moment, in dem ich vor dem Schrank der Eltern stehe, aber schon weiß, dass ich den Schlüssel dieses Mal nicht herumdrehen, die Tür nicht öffnen werde, ist der Beginn von etwas ganz Großem in meinem Leben. Ich realisiere die weitreichende Bedeutung erst später, aber mich übermannt vom Kopf bis zu den Zehenspitzen ein unbekanntes Glücksgefühl. Dieser Augenblick wird vorübergehen, ohne dass ich meiner Neugier nachgebe. Ich werde den Schrank nicht öffnen! Jetzt nicht, und nie wieder! Und das ist allein meine Entscheidung. Ich drehe mich mit ausgebreiteten Armen um mich selbst, als könnte ich fliegen. Ich fühle mich wie in ein neues Leben auferstanden. Träume ich?

Es ist dieses Wort, das mich so berauscht. Wie kann in einem einzigen Wort so viel Kraft, so viel Erfüllung liegen? Wie kann ich in der ersten Minute unserer Begegnung eine solche Überzeugung von seiner Unendlichkeit und Unerschöpflichkeit gewinnen? Das Wort leuchtet. Eine beinahe zufällige Begegnung, und doch sind wir sofort Freunde. Wir sind füreinander bestimmt. Wir: das Wort „ohne" und ich!

Der Spaß, hinter dem ein Ausrufezeichen ist

Steht hinter dem, was ich tue oder lasse, ein „gerne“ mit „!“?

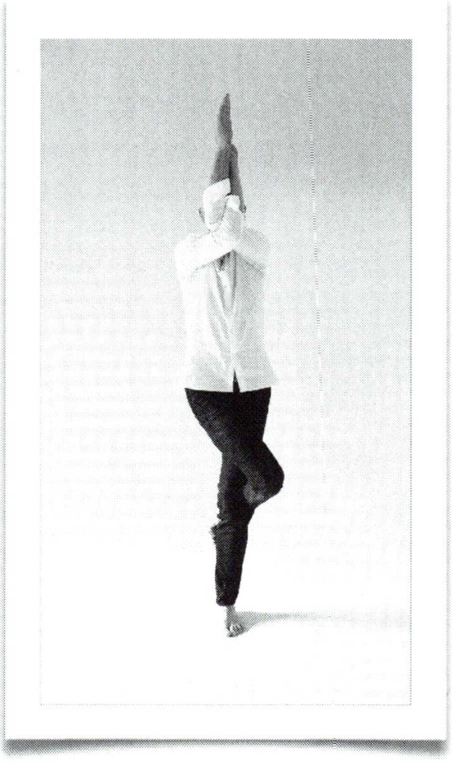

Ohne etwas zu leben, ist zweifellos eines der schönsten Geschenke, das ich mir für mein Wohlbefinden machen kann. Wenn ich etwas nicht wirklich brauche, kann ich es lassen, dann geht es wahrscheinlich besser ohne. Und was heißt eigentlich „ohne"? Ich kann mit etwas aufhören. Ich kann etwas weglassen. Ich kann loslassen. Ich kann mit etwas auch erst gar nicht anfangen. Ohne ist oft einfacher, als ich denke. Ein Kinderspiel. Schließlich will ich es ja. Und wenn ich etwas will, kommt die Energie dafür von ganz allein. Also geht es nur darum, herauszufinden, was ich wirklich – nicht mehr – will.

Wann ist ein guter Zeitpunkt, darüber nachzudenken, was ich will und was nicht? Wenn ich neidisch bin? Wenn ich das Gefühl habe, eigentlich nur noch bei den anderen zu entdecken, was ich will? Wenn ich auf andere höre und nicht mehr für mich selbst nachdenke, was ich mir wünsche? Wenn die Gedanken nur noch darum kreisen, was ich nicht will?

Hier ist meine Lieblingsübung zu diesem Thema: Ich schaue mir die drei nachfolgenden Wörter an und darf mich entscheiden, vor welches der ersten beiden Wörter ich das dritte setzen möchte.

Rauchen
Sport
ohne

Es fällt mir erstaunlich schwer, das dritte Wort vor das zweite zu setzen. Dabei weiß ich doch eigentlich ganz genau, was ich will und was ich lassen will. Es fällt mir sogar schwer, überhaupt ernsthaft darüber nachzudenken. Ich sage es zuerst wie aus der Pistole geschossen: Ich will Sport treiben. Und ich sage: Ich will aufhören zu rauchen.

Wenn ich zurückblicke, erscheint es mir unglaublich bescheuert, wie falsch ich liege, als ich zum ersten Mal über die Fragestellung nachdenke. Rauchen, zumindest die erste Zigarette am Samstagvormittag, ist doch offensichtlich etwas Schönes. Ich genieße es. Ich freue mich darauf. Ich widme dem Rauchen am Samstagvormittag meine Zeit und meine ganze Aufmerksamkeit. Ich bereite mich regelrecht darauf vor. Und das soll ich aufgeben? Und stattdessen Sport treiben? Und das, nachdem ich seit vielen Jahren nicht mehr auf den Fußballplatz gehe? Damit habe ich es doch geschafft, mich nach allen Regeln der Kunst selbst zu belügen. Ich stehe auf und finde mich im nächsten Augenblick auf dem Boden wieder. Ich mache Liegestütze, bevor ich lange genug darüber nachdenken kann, es nicht zu tun. Das ist nicht nur anstrengend, sondern auch frustrierend und langweilig. Ich will es also nicht. Ja, je mehr ich darüber nachdenke, desto klarer wird mir: Ich will das wirklich nicht. Trotzdem tue ich es jeden Morgen. Ich überwinde mich. Ich tue es, bevor ich wach genug bin, um mich dagegen zu wehren und mich dagegen zu entscheiden. Ich ziehe jeden Morgen in die Schlacht, um mich selbst zu besiegen. Und das soll sein, was ich will? Ich bringe den Sport hinter mich, bevor der eigentliche Tag beginnt. Bevor das eigentliche Leben beginnt. Echt jetzt? Der Sport gehört also gar nicht dazu zum Leben? Und am Wochenende gönne ich mir eine Auszeit. Kein Sport. Dafür gibt's am Samstag die Zigarette. Und so tue ich beides mit schlechtem Gewissen.

Den Test fülle ich im Laufe meiner Studie mit vielen neuen Gegensatzpaaren und hinterfrage damit die Entscheidungen und Nichtentscheidungen meines Lebens. Da sind ein paar faustdicke Überraschungen dabei. Irgendwann ist auch das Rauchen wieder auf der Liste. Höre ich damit auf? Ja. Und sogar nicht nur einmal, denn es geht meist schief. Und zwar, weil ich es einfach nicht wirklich will, das Aufhören. Treibe ich weiter Sport? Ja. Und nein. Ich halte die morgendlichen Liegestütze tatsächlich nicht mehr sehr lange durch. Aber dann kommen Klimmzüge. Dann Jogging. Und. So. Weiter. Was für eine absurde Vorstellung, mein Leben genau an den Stellen ändern zu wollen, die die schönsten Momente ausmachen, und es da nicht zu ändern, wo ich nur Widerstand spüre, wo ich nicht tun will, was ich tue.

Hier ist der zweite Teil meines Tests:

Alkohol
Sport
gerne

Dieses Mal stelle ich das dritte Wort hinter eines der beiden ersten Wörter. Wie fühlt sich das an? Ich füge noch ein Komma ein und mache ein Ausrufezeichen dahinter. Alle trinken Alkohol. Wer es nicht tut, muss Fragen beantworten, nicht umgekehrt. Alle treiben Sport. Wer es nicht tut, muss sich Witze darüber anhören. Ohne Rechtfertigung geht es also in beiden Fällen kaum. Ich frage mich: Trinke ich wirklich gerne Alkohol? Macht es mir Spaß? Treibe ich wirklich gerne Sport? Auf wen oder was höre ich da? Die Gemeinschaft? Die geballte öffentliche Meinung? Die Familie? Warum nicht ausschließlich auf mich selbst? Es geht so gut wie ohne alles, aber nie ohne mich! Niemand kann etwas für mich wollen. Steht hinter dem, was ich tue oder lasse, ein „gerne" mit „!"? Mein „gerne" mit meinem „!"?

Die Reibung, die die Kraft ist

Ich vertraue dem wichtigsten Menschen in meinem Leben nicht: mir.

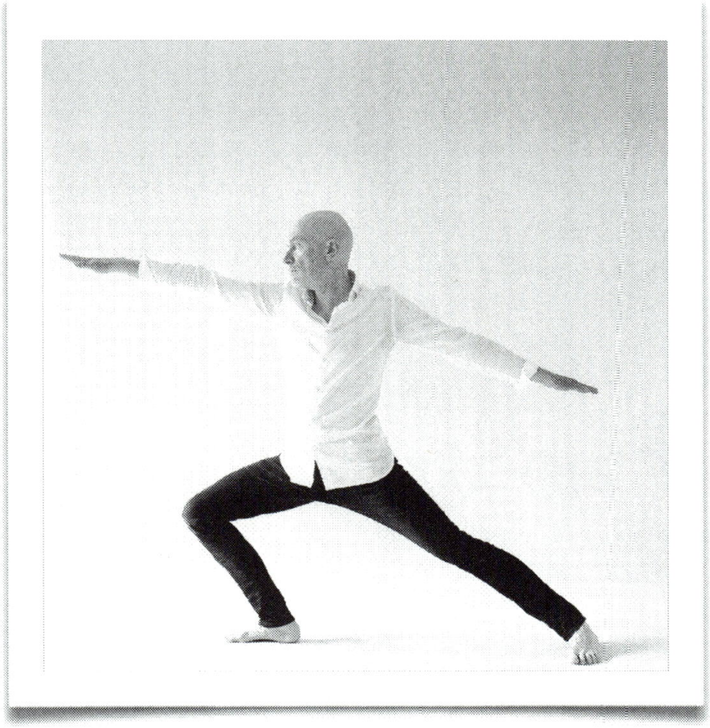

Ich will mich waschen, doch ich überlasse den Job dem Duschgel. Mit Sport aufhören? Warum? Solange es Spaß macht? Keinen Alkohol mehr trinken? Macht durchaus Sinn, aber den meisten keinen Spaß. Nicht mehr wissen wollen, welche Geschenke ich bekomme? No big thing! Überraschung ist ja sowieso eine Belohnung. Nie wieder Duschgel benutzen? Ui! Wie komme ich auf so etwas? Und zu was soll es gut sein?

Zunächst einmal liegen tatsächlich viele Jahre zwischen meiner ersten, noch unreflektierten Begegnung mit dem Wort „ohne" im Schlafzimmer meiner Eltern und dem, was ich vielleicht als den Beginn meines bewussten und aktiven Aufhörens bezeichnen kann. An einen Beginn kann ich mich ehrlicherweise sowieso nicht erinnern. Es ist eher das Erkennen eines Musters. Wie im Schlafzimmer der Eltern treffe ich wahrscheinlich schon eine ganze Weile Entscheidungen darüber, mit oder vor allem ohne was ich leben will. Doch irgendwann erkenne ich den Mechanismus dahinter. Ich kann entscheiden, also entscheide ich, ob ich ohne etwas besser dran bin. Egal was. Warum dann nicht Duschgel?

Nein, so läuft es nicht. Ist ja auch reichlich absurd. Duschgel? Alle verwenden es. Es steht auch nicht im Ruf, grundsätzlich böse zu sein. Lebe ich damit schlecht? Die meisten werden Duschgel wohl nicht gerade für überflüssig halten. Warum möchte ich es trotzdem loswerden? Und auch noch davon berichten? Nun, Duschgel abzuschaffen, geht sehr leicht. Die Entscheidung fällt schnell, auch wenn ich mit der Umsetzung lange zögere. Ich habe Angst. Ohne Duschgel? Kann das gehen? Du wirst doch komisch riechen. Die Leute werden die Nase rümpfen.

Warum ich überhaupt so viel darüber nachdenke: Es ist früh morgens. Winter. Dunkelheit. Ich habe keine Lust, aufzustehen. Ich habe keine Lust, auch nur das Licht anzumachen. Nach einigem Hin und Her meiner Gedanken tue ich es dann endlich: Ich stehe auf, mühsam, langsam, widerwillig. Was kommt als Nächstes? Ich habe keine Lust, zu duschen. Als ich endlich dabei bin, habe ich keine Lust, wieder damit aufzuhören. So schön warm läuft das Wasser über die Haut. Und draußen ist es so kalt. Aber der Tag beginnt gleich, die Arbeit, der Stress. So, wie ich mich noch dreimal umdrehe, wenn der Wecker klingelt, dusche ich auch noch zwei Minuten länger. Und nochmals zwei. Wie kann ich auf diese Weise einen produktiven Tag beginnen? Das kann nur schiefgehen.

Natürlich bin ich spät dran, als ich aus der Dusche steige. Außerdem friert mich. Und dann ist da – auch noch, schon wieder – mein schlechtes Gewissen: Bestimmt geht die Haut kaputt von dem langen Duschen. Ich verbrauche zu viel Wasser. Ich schade sinnlos der Umwelt.

Die Haut weniger beanspruchen und Ressourcen schonen. Sollte ich tatsächlich mal das Duschgel weglassen? Ich weiß: Äußere Faktoren sind nie hinreichende Gründe, um dauerhaft mit irgendetwas aufhören zu können. Doch als das warme Wasser eines Morgens wieder einmal seit einer Ewigkeit über meinen Körper rinnt, fällt mir etwas auf: Dieses Gefühl von Passivität in lähmender Endlosigkeit kenne ich. Es ist wie beim Fernsehen. Wenn ich mich vor der Flimmerkiste nicht für einen Inhalt entscheide und stattdessen wahllos durch die Sender klicke, entsteht nach erstaunlich kurzer Zeit dieses negative Gefühl von Frust, Lähmung und Antriebslosigkeit. Passivität. Ausgeliefertsein. Ich tue nichts, fühle mich schlecht, kann trotzdem nicht damit aufhören. Weiterklicken geht, Ausschalten nicht. In der Dusche ist es das Gleiche: Ich tue nichts. Das Wasser läuft. Das Duschgel verteilt sich auf meinem Körper, wird davongewaschen und fließt ab. Ich tue nichts, und ich kann es doch nicht lassen. Also gut, irgendetwas tue ich schon, tut man ja immer. Auch unter der Dusche. Den Schaum beobachten. Die Haut analysieren. Den Wassertropfen zusehen, wie sie den Duschvorhang hinunterrinnen Ich denke an alles Mögliche. Was ich nicht tue, ist das, wozu ich hier bin: mich waschen. Das überlasse ich dem Duschgel. Aufstehen, rechtzeitig den Duschhahn wieder abdrehen, all das fällt mir so schwer, weil ich bei dem Eigentlichen dazwischen keine Aktivität entfalte. „Nichts" lässt sich schwerer beenden als „etwas". „Nichts" ist nie von alleine zu Ende. „Nichts" hat keine einzelnen Schritte, die für das große Ganze zu absolvieren sind. „Etwas" hat einen Ablauf. „Etwas" hat einen Anfang und ein Ende. Danach ist es gewesen.

So wird mein Plan mit dem Duschgel geboren. Ich will mir den Job des Duschgels krallen. Ich will den Job selbst übernehmen, etwas tun. Ich will nicht mehr passiv sein. Ich will nicht mehr einfach irgendwelche Dinge über mich drüberlaufen lassen und ein bisschen mit den Händen auf dem Körper verteilen. Ich will nicht mehr warten und zusehen, wie nichts passiert. Plötzlich fühlt es sich sogar falsch an, Duschgel auf meinem Körper zu verteilen und zu glauben, ich könnte mich damit reinigen. Ich will stattdessen die Kraft der Reibung nutzen, um sauber zu werden. Ich plane akribisch die einzelnen Schritte und bin erstaunt über die vielen Körperstellen, die man mit einem Waschlappen erreichen kann, um wirklich überall sauber zu sein. Aber dann kommt die Angst. Werde ich nicht doch nach Schweiß riechen? Nach mir? Kann ich es wirklich riskieren, mich ohne die duftende Frische des Duschgels unter die Leute zu wagen? Die Umsetzung der Entscheidung verschiebt sich Monat für Monat, bis ich endlich doch die rettende Idee habe. Ich nehme mir zwei Wochen Urlaub. Nur dafür. Ich fahre nicht weg, bleibe einfach zu Hause, weit weg von den Menschen. Jeden Tag reinige ich mich sorgfältig ohne Duschgel. Jeden Tag nutze ich die Kraft der Reibung. Übrigens kommt nach dem Waschlappen das gleiche Spiel noch mal mit dem Handtuch: hinter den Ohren, in den Ohren, Finger einzeln, Kopf und Körper, Fuß und alle Zehen einzeln, überall die Kraft der Reibung. Trocken reiben, warm reiben, die Durchblutung anregen, mich lebendig fühlen, sauber fühlen. Hunderte Male beschnuppere ich meine Haut, ohne etwas feststellen zu können. Kein Geruch. Die Haut fühlt sich sanfter an. Glatter. Ich fühle mich stärker, vertraue mir selbst. Jeden Tag ein bisschen mehr. Ach so: Und ich kann aufhören. Kaum sind die kleinen Zehen mit Waschlappen und Wasser abgerieben, dreht sich der Duschhahn beinahe von alleine ab. Aufstehen am Morgen klappt auch besser. Na gut, ist ja auch Urlaub. Da steht man gerne auf. Oder man bleibt eben liegen, es fühlt sich beides richtig an. Ich bin begeistert, berauscht. Am ersten Tag wieder unter Menschen warte ich auf Reaktionen. Es kommen keine. Ich fühle mich sauber. Und ich bin es auch.

Die Freude, die die Belohnung ist

All das, was mein Leben vollstellt, ohne es zu bereichern, ohne mir Freude zu bereiten, kann einfach weg.

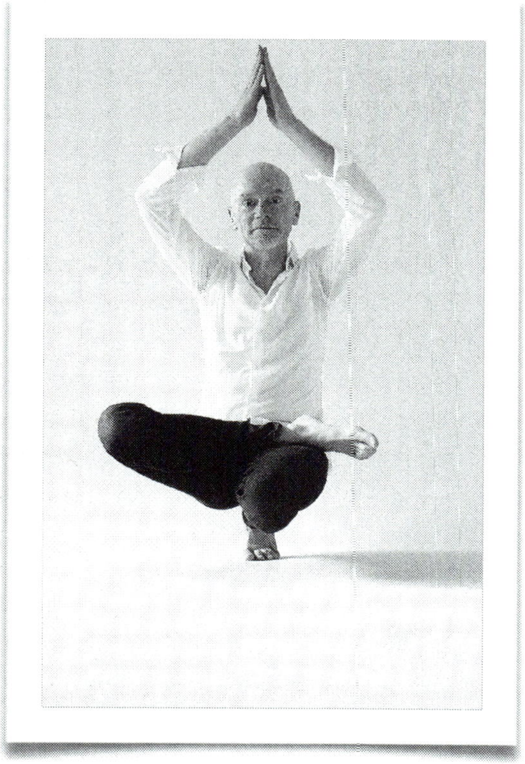

100 Prozent natürliche Rohstoffe. Nachwachsend. 100 Prozent frei von Tierversuchen. Keine Tenside, Glyzerin, Titandioxid. Keine Konservierungsmittel. Bestnoten von Öko-TEST. Fair Trade. 100 Prozent Recycling.

Ich weiß nicht mehr, wann ich sie bemerke, diese Art von Informationen zur Herkunft, zur Produktion, Beschaffenheit und Zusammensetzung von Produkten. Alles ist nachhaltig und schont die Umwelt. Der Konsum fördert die Rettung der Welt. Ungefähr das lese ich aus der Verwendung solcher Siegel auf den Verpackungen: Du hilfst durch den Kauf dieser Produkte deiner und der Gesundheit aller, deinem und dem Wohlbefinden aller, deiner und der Zukunft aller. Echt jetzt?

Ich kann den Widerstand beinahe körperlich spüren, aber ich weiß zunächst überhaupt nicht, was genau sich in mir gegen diese Art von Manipulation sträubt, warum ich fast allergisch auf solche Konsumanreize reagiere. Bei den meisten Menschen funktionieren sie ja offensichtlich. Und warum auch nicht? Wer will nicht die Welt retten? Wer will sie gar im Umkehrschluss zerstören, wenn er die falschen Produkte kauft?

Ein schlechtes Gewissen ist manchmal ein ganz guter Ideengeber. Es ist aber kein guter Begleiter für meine Entscheidung, dauerhaft auf ein Produkt zu verzichten. Ein schlechtes Gewissen ist immer von außen verursacht. Und es ist negativ. Für mich fühlt sich diese Art von Entscheidungsmöglichkeit unlogisch an. Was macht es für einen Sinn, ein Produkt durch ein neues, besseres, egal wie gutes, anderes Produkt zu ersetzen, wenn doch schon klar ist, dass auch dieses in überschaubarer Zeit wieder durch ein neues ersetzt werden wird, dem Stand der Technik entsprechend noch effektiver, besser, umweltschonender. Was ich bevorzuge, entspringt einem ganz anderen Bedürfnis: Wenn ich schon ein Produkt nicht mehr benutzen will, dann prüfe ich, ob ich als Ersatz für das alte nicht möglichst überhaupt keines mehr will. Und auch keines mehr brauche.

Was genau lässt mich seit dem allerersten Aufhören damals im Schlafzimmer der Eltern nicht mehr los? Was veranlasst mich seitdem, mich als Dauerbrenner in den Top Charts des Weglassens zu tummeln? Unabhängigkeit? Finanzieller Spielraum? Einsparung von Ressourcen und Energie? Darum geht es mir nicht wirklich. Das sind nur Nebenerscheinungen. Je mehr ich darüber nachdenke, desto klarer wird es mir: Ich höre mit allem Möglichen in meinem Leben auf, weil es mir ein ganz persönliches Bedürfnis ist. Weil es mein Leben spannender macht und weil es mir Spaß macht. Was ich nicht brauche, was ich unnötigerweise mache oder was ich, ohne nachzudenken, über mich ergehen lasse, muss nicht schlecht sein. Doch all das, was mein Leben vollstellt, ohne es zu bereichern, ohne mir Freude zu bereiten, kann einfach weg. Konsumzurückhaltung verschafft mir Seelenruhe, Entspannung und Freude. Sie sind die Begleiter, die Belohnung, das Ziel für mein Aufhören. Deshalb und nur dann lebe ich besser ohne etwas als mit. Ich bekomme ein gutes Gefühl bei allem, was ich nicht brauche, nicht kaufe, nicht tue. Bei allem, was ich loslasse. Davor, währenddessen und danach.

Das Mittel, das keine Hilfe ist

Das wichtigste Hilfsmittel fürs Aufhören ist: Keine Hilfsmittel!

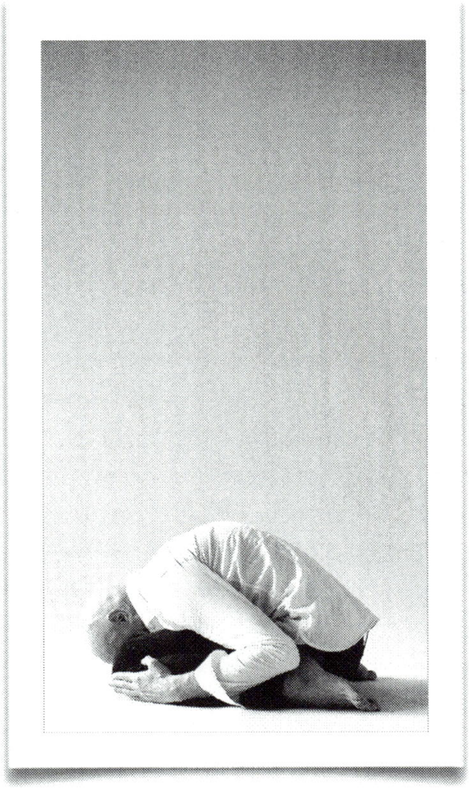

Die meisten Sachen, vor denen ich großen Respekt habe, fallen mir erstaunlich leicht, wenn ich mich ihnen langsam genug annähere. Beim Aufhören gibt es aber dummerweise fast nie diese ersten, kleinen Schritte. Meistens ist es einfach nicht möglich, langsam und allmählich aufzuhören. Ich kann nicht ein bisschen aufhören. Es geht nur ganz oder gar nicht. Der Sprung ins kalte Wasser schreckt mich vielleicht so sehr ab, dass ich das Aufhören am liebsten lassen würde, bevor ich damit angefangen habe. Früher habe ich mir wegen dieser Schwellenangst vor dem Aufhören gerne ein paar nette, kleine, Helferlein geholt. Ich habe mir die passende Kleidung und Sportschuhe besorgt, bevor ich mit dem Rauchen aufgehört und mit dem Sport angefangen habe. Am Beginn stand die Ausrüstung, das Werkzeug, der Termin. Ich habe mir Mitmacher gesucht, mit denen ich die Erfahrungen teilen konnte, Begleiterinnen, die mich weiterziehen sollten, wenn ich selbst kurz vor dem Aufgeben stand.

Inzwischen bin ich überzeugt: Wenn ich es so abfedern will, so weich verpacken und mit Hilfsmitteln umgeben will, dass ich das Aufhören selbst kaum mehr wahrnehmen kann, lässt das nur einen Schluss zu: Ich will eigentlich gar nicht aufhören. Je mehr Ausrüstung ich zu brauchen glaube, desto schneller höre ich mit dem Aufhören auch gleich wieder auf. Eine solche Art der Vorbereitung löst nur eine trügerische Euphorie aus. Ich freue mich nicht aufs Aufhören, sondern über die neuen Schuhe, und das auch nur so lange, bis sie zum ersten Mal schmutzig geworden sind. Mühsam gefundene oder freigeschaufelte Termine, gestresste Mitstreiterinnen, spezielle, meist weit entfernte Locations, das sind alles keine guten Voraussetzungen, um ohne etwas zu leben. Aufhören geht am besten ohne alles. Ohne Aufwand, überall, zu Hause und auch unterwegs, jederzeit. Nicht nur, wenn es gerade wirklich passt.

Zur Vorbereitung ist dennoch einiges zu sagen, zum Sprung ins kalte Wasser auch, aber ansonsten gilt: Das wichtigste Hilfsmittel fürs Aufhören ist: Keine Hilfsmittel! Ich höre mit etwas auf, weil ich es will. Es ist mein Selbstbild, meine Identität, meine Sprache, meine Art, zu sein. Aufhören macht Spaß, weil ich es wirklich will. So sehr, dass ich schon bin, wie und wer ich damit werden will.

Der Gedanke, der woanders ist

Ich bin mit dem Kopf nicht da, wo mein Körper ist. Ich bin nicht bei mir.

Wenn ich mit dem Kopf nicht da bin, wo ich bin, der bin, der ich bin, dann bin ich mit Sicherheit am falschen Ort.

Es gibt keinen Ort, an dem ich mich sicherer und mehr zu Hause fühlen kann, als bei mir selbst, jetzt und hier.

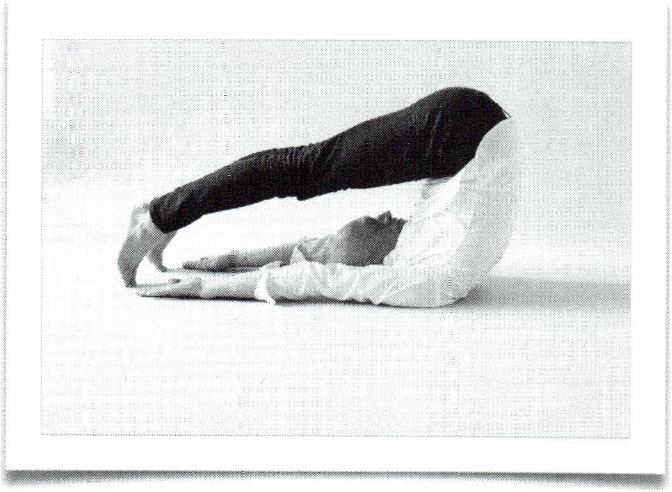

Da steht ein kleiner kupferner Teller auf dem Tisch neben der Tür. Jeden Morgen erinnert er mich an einen wichtigen Satz: Du kannst dich nicht gehfertig machen, die Wohnung verlassen, etwas zu essen kaufen, zur Firma fahren, deine Präsentation vorbereiten und das alles und die Mittagspause schon beim Zähneputzen hinter dich bringen. Genau das ist es nämlich, was ich immer wieder mal versuche, wenn ich an die Dinge denke, die ich gleich noch tun muss, statt an die, mit denen ich gerade beschäftigt bin. In den Teller lege ich meinen Haustürschlüssel, sobald ich die Wohnung betrete. Ich weiß nur zu gut, dass ich morgen früh in Gedanken die Tür schnell ohne den Schlüssel in der Hand zuziehe, wenn der nicht genau dort an seinem angestammten Platz auf mich wartet. Warum also muss ich eines Morgens eine halbe Stunde damit verbringen, den Schlüssel zu suchen?

Schon beim Gang ins Bad fällt mir der leere Teller auf. Habe ich den Schlüssel verlegt? Oder steckt er noch in der Jackentasche? Tatsächlich, da ist er ja. Durchatmen. Mit einer kleinen Verbeugung lege ich den Schlüssel auf seinen Teller, putze die Zähne und dann mache ich mich auch schon zum Gehen fertig. Ich bin ohnehin spät dran und muss für heute Nachmittag noch eine Präsentation vorbereiten. Ich ziehe Jacke und Schuhe an und greife nach meinem Rucksack. Unterwegs muss ich noch etwas zu essen kaufen. Die Mittagspause brauche ich zum Arbeiten. Schon wieder enteilen die Gedanken meinen Schritten. Sie kehren erst dann wieder zurück, als es zu spät ist: Was ist mit dem Schlüssel? Kann ich wirklich meinen Schlüssel auf dem Teller liegen gelassen haben, ausgerechnet heute, nachdem ich ihn schon den halben Morgen gesucht habe? War ich wirklich so verrückt und habe zwar, wie immer beim Zuziehen der Tür, sicherheitshalber die Jackentasche nach dem Schlüssel abgetastet, aber dieses Mal der Hand an der Tür einen winzigen zeitlichen Vorsprung vor der Hand an der Jackentasche gegeben? Es ist tatsächlich wahr. Die Tür ist ins Schloss gefallen, aber in der Jackentasche ist alles, nur kein Schlüssel zu erspüren.

Als ich ungefähr um das Jahr 2000 in Toronto in einem Hotelzimmer aufwache, ist plötzlich dieses Konzept in meinem Kopf. Es geht darum, bei sich zu sein. Zu sich zu kommen und bei sich zu bleiben. Dieses Konzept scheint so ziemlich jedes Problem meines Lebens zu beschreiben, zu lösen, eigentlich. Es ist nicht mehr und nicht weniger als der Stein der Weisen.

Okay, ich schalte zwei Gänge zurück. Erst mal aufstehen und unter die Dusche gehen! Ich bin auf einer Dienstreise und habe gerade ganz sicher keine Zeit für verrückte Erleuchtungen. Ich bin allerdings neugierig, ob dieser Rausch auch nach der Dusche anhalten wird. Plötzlich befällt mich eine leichte Panik, ich könnte das Konzept einfach vergessen. Also greife ich nach dem Notizblock des Hotels und schreibe das Konzept auf. Ich muss lachen. Es sind ja nur zwei Wörter, die ich da zu Papier bringe. Wie soll ich die vergessen? Unter der Dusche vergesse ich dann beinahe, mich zu waschen. Ich sinniere die ganze Zeit weiter über das Konzept nach.

Bei mir. Ja, es sind wirklich nur diese zwei Wörter. Wenn ich ein drittes, ein „nicht" hinzufüge, wird es noch klarer. Nicht bei mir. Ich bin sehr oft einfach nicht bei mir. Aber was bedeutet es, wenn ich so von mir spreche? Meistens füge ich ja noch ein „ganz" hinzu. Ich bin nicht ganz bei mir. Und eigentlich auch ein „heute" und ein „noch". Ich bin heute noch nicht ganz bei mir. Die Ergänzungen lassen den Zustand etwas weniger bedrohlich erscheinen, nur eine Phase, die vorübergeht, nichts Dauerhaftes. So ganz ernst meine ich das alles ja wirklich nicht, wenn ich mich laut frage, wo ich nur meinen Kopf heute wieder gelassen habe. Wenn ich mich entschuldige, dass ich ganz in Gedanken war. Ganz woanders. Nur heute, will ich schnell hinzufügen, also jetzt gerade. Wird gleich wieder besser. Aber immerhin: verschlafen, Finger beim Wasserkochen verbrannt, auf der Treppe gestolpert, Schlüssel vergessen, Parkplatz des Autos nicht gefunden, zweimal im Kreis gelaufen, Termin übersehen, Fleck auf dem Hemd, der Hose. Die Liste der Aussetzer kann an einem ganz normalen Morgen schnell recht lang werden. Und wie viele Beschreibungen es dafür gibt: Ich bin noch nicht ganz da, stehe neben mir. Bin neben der Kappe. Ich bin noch nicht ganz angekommen. Brauche noch ein bisschen. Muss mich erst noch finden. Bin in Gedanken. Bin ganz woanders. Ich kann nicht bei der Sache bleiben. Weiß nichts mit mir anzufangen. Ich muss mich erst einmal sammeln. Ich finde keine Ruhe. Ich verleugne mich, verliere mich, bin mir selbst fremd. Ich kann vor mir selbst davonlaufen und mich von mir selbst entfernen. Auch im Urlaub kann es schon mal ein paar Tage dauern, bis ich richtig angekommen bin. Und auch danach, da kann ich schon zurück sein, aber noch nicht wieder ganz da. Manchmal weiß ich nicht, wohin mit mir. Ich weiß nichts mit mir anzufangen. Etwas ist zum Aus-der-Haut-Fahren. Ich fühle mich nicht wohl in meiner Haut. Ich kann die ganze Nacht wach liegen und im Kopf weiterarbeiten. Ich kann total den Kopf verlieren und ich kann vor Schmerz an die Decke gehen. Und ich kann vor Freude ganz außer mir sein.

Offensichtlich handelt es sich um etwas, das auf vielfältige Weise in den Sprachschatz Einzug gehalten hat. Es gibt unfassbar viele Möglichkeiten, nicht bei sich zu sein, aber eigenartigerweise gibt es kein eigenes Wort für diesen Zustand. Es gibt keine Bezeichnung für den Status des Nicht-bei-sich-Seins, so wie zum Beispiel für Diabetiker, Raucher oder Alkoholiker. Auf jeden Fall müsste ich als Nicht-bei-sich-Seiender genauso mit diesem Eingeständnis im Stuhlkreis Platz nehmen: Guten Tag! Mein Name ist Walter. Und ich bin. Nicht. Bei. Mir.

Wie kommt es dazu, dass ich so oft feststellen muss, nicht bei mir zu sein? Was genau beschreibe ich überhaupt damit? Wie komme ich wieder zu mir? Und vor allem: Kann ich stattdessen nicht einfach gleich bei mir bleiben?

Der Zettel in Toronto damals wird noch etwas länger. Kaum abgetrocknet, schreibe ich auf, was ich soeben gemacht habe. Ich habe mich nämlich nicht wirklich gewaschen. Ich habe mich nicht wirklich abgetrocknet. Eigentlich war ich nicht mal wirklich unter der Dusche. Wenn ich das alles gerade überhaupt erlebt habe, habe ich es währenddessen nicht bemerkt oder in der nächsten Sekunde gleich wieder vergessen. Ich war also während der Beschäftigung mit der brandneuen Erkenntnis auch gleich wieder nicht bei mir. Meine Aufmerksamkeit war woanders. Ich war mit meinem Kopf ganz woanders. Das schreibe ich auf:

Wer?

Wann?
Wo?

Das sind die Fragen, die ich mir stelle. Ich bin immer irgendwer, irgendwann und irgendwo. Solange ich nur jeweils eines davon bin, ist das auch kein großes Problem. Faszinierend ist aber, dass ich auch mehreres sein kann, dass ich gleichzeitig jemand und jemand ganz anderes sein kann. Ich kann auch irgendwann und gleichzeitig irgendwann anders sein und selbstverständlich kann ich auch irgendwo und irgendwo anders sein. Ich bin in Toronto. Ich bin ein Filmeinkäufer auf dem bekannten Filmfestival. Ich bin unter der Dusche. Aber eigentlich bin ich längst nach Hause gereist. Ich bin ein Autor. Ich schreibe an einem Buch, das die Rätsel der Menschheit löst. Ich habe das Buch sogar schon zu Ende geschrieben und befinde mich auf einer Lesereise. Wenn mich nicht alles täuscht, könnte ich sogar ausgerechnet genau hier in Toronto mit dem Buch auf meiner Vortragsreihe unterwegs sein.

Nachdem der Körper sich trotzdem an die physikalischen Gegebenheiten halten muss, ist der eigentliche Missetäter für die Reise schnell ausgemacht: Es sind meine Gedanken. In Gedanken kann ich der Zeit vorauseilen oder in die Vergangenheit zurückreisen. Ich kann mich jederzeit an einen beliebigen anderen Ort begeben und dabei ein ganz anderer Mensch sein. Ich kann eine andere Rolle einnehmen als die, in der ich mich vielleicht gerade nicht wohl oder gar gefangen fühle. Ich kann wieder Kind sein. Ich kann Vater sein, Chef, Unternehmer, Star. Ich veranstalte diese Reisen allerdings selten gezielt und meistens auch nicht ganz freiwillig.

In aller Regel bemerke ich sie nicht einmal. Die Abreise erfolgt blitzschnell, der Aufenthalt dauert vielleicht nur ein paar Sekunden oder doch mehrere Stunden, ganze Tage oder sogar Jahre. Irgendwann muss ich allerdings die Rückreise antreten. Ich bin mit dem Kopf so lange nicht da, wo mein Körper ist, bis es irgendwann nicht mehr anders geht. Ich muss zurück zu mir.

Und genau jetzt kommen die Überraschungen: Ich habe etwas vergessen. Ich bin zu spät dran. Auf der Hose ist ein Kaffeefleck. Ein Teller ist zu Boden gefallen und in tausend Scherben zerbrochen. Weil ich gedanklich irgendwann, irgendwo, irgendwer anders oder bei irgendetwas anderem gewesen bin. Schnell sage ich dann das falsche Wort, ziehe die Tür zu schnell zu, schneide mir mit dem Kartoffelschäler in den Finger. Was ist los mit dir? Du wirkst so unkonzentriert. Bist du krank? Nein, ich war nur kurz abwesend. Nicht bei mir. KWS: Kopf-Woanders-Syndrom.

Sicher hat nicht jeder Unfall mit einer solchen Reise zu tun. Außerdem sind nicht alle Reisen falsch oder überflüssig. Oft geht es ja um ganz reale Dinge: Ich muss über etwas Bevorstehendes nachdenken, ich muss vorausdenken, planen, organisieren. Auch eine Reise in die Vergangenheit kann extrem sinnvoll sein, um mich oder irgendetwas besser zu verstehen. Manchmal macht es einfach Spaß, mich an Menschen und Ereignisse zu erinnern. An die Kindheit. Manchmal träume ich mich einfach gerne woandershin. Weg aus dem Alltag. Ich kann eine bevorstehende Reise in Gedanken schon vorher antreten. Wo genau ist das Problem, denke ich. Wenn ich eine Situation verlasse, in der meine Aufmerksamkeit nicht gefragt ist, wenn ich bewusst und gezielt meine kleine Kopfreise antrete, wenn ich mich in Ruhe hinsetze und meine Gedanken schweifen lasse. Wenn ich mich woandershin träume, in eine andere Zeit. Wenn ich mir einfach diese Zeit nehme und wenn ich dabei keinen Widerspruch erzeuge zwischen mir, hier und jetzt und da und irgendwann. Wenn, ja, wenn, dann ist das vielleicht gar kein großes Problem.

Wenn ich aber wegwill, ohne wegzukönnen, wenn ich mir Zeit nehme, die ich gar nicht habe? Wenn ich nicht mal bemerke, wie sich meine Gedanken auf den Weg machen? Wenn ich nicht da sein will, wo ich bin, der sein will, der ich bin, dann bin ich mit Sicherheit am falschen Ort. Hier und zugleich da. Heute und zugleich gestern oder schon morgen. In meiner Kindheit oder als alter Mensch. Am Esstisch und gleichzeitig im Büro. Ich als zwei oder gar drei Personen an unterschiedlichen Orten, wir können nicht alle gleichzeitig Platz finden in meinem Kopf. Das schmerzt.

Eines Tages sehe ich eine ganze Menge Papiere auf dem Schreibtisch eines Kollegen, die alle mit seiner Unterschrift übersäht sind. Kurz darauf beobachte ich ihn dabei, wie er im Laufe eines Telefongespräches auf einem solchen Blatt zu unterschreiben beginnt. Er telefoniert immer lauter und energischer. Genau so hektisch schreibt er seinen Namen auf das Papier. Immer und immer wieder. Sein Versuch, bei sich zu bleiben. Ein anderer Kollege geht nicht mehr ans Telefon und lässt sich verleugnen. Er sieht so oft die Flucht vor unangenehmen Anrufen und Meetings, als einzigen Ausweg, dass er diesen Satz, ohne zu zögern, sogar als Begrüßung sagen kann: „Ich bin nicht da!"

Besser, ich lerne, bei mir zu bleiben und mich nicht aus der Ruhe bringen zu lassen, bevor ich so auf der Flucht bin und dann krampfhaft kämpfen muss, um mich wiederzufinden und zu mir zu kommen. Besser, ich lerne, wie und wo ich mich verliere, damit ich die Reise in Zukunft rechtzeitig stornieren kann.

Nach und nach entdecke ich unzählige Varianten dieser Situationen: Ich bin nicht bei mir, wenn ich vor jemandem oder etwas auf der Flucht bin. Auch vor mir selbst. Wenn ich weglaufen will. Ich bin nicht bei mir, wenn ich auf etwas warte oder etwas erwarte. Wenn ich mich langweile. Wenn ich mich abhetze. Wenn ich unkonzentriert, nervös oder hektisch bin. Ich bin nicht bei mir, wenn ich grundlos leide, passiv, unzufrieden oder beleidigt bin. Ich bin nicht bei mir, wenn ich keine Luft kriege, wenn ich einen Hals habe, wenn mir das Kotzen kommt. Ich bin nicht bei mir, wenn ich jemand anderes sein oder etwas darstellen will. Wenn ich frage, woher ich komme, wohin ich gehe, was vorher war und später sein wird. Ich bin nicht bei mir, wenn ich auf der Suche nach mir selbst bin. Wenn ich mit meinem Schicksal hadere. Wenn ich mir ein anderes Aussehen wünsche, einen anderen Körper, einen anderen Geruch. Ich bin nicht bei mir, wenn ich älter oder jünger sein will, als ich bin. Wenn ich mehr erreichen will, als ich kann, oder mehr erreichen könnte, als ich will. Ich bin nicht bei mir, wenn ich mich im Gespräch von mir selbst entferne. Wenn ich zuhöre und gleichzeitig die ganze Zeit selbst reden will. Ich bin nicht bei mir, wenn ich nicht verstehen will und nicht zeigen kann, dass ich verstanden habe. Wenn ich verstehen soll und gleichzeitig verstanden werden will. Ich bin nicht bei mir, wenn ich etwas verspreche, das ich nicht tun will. Wenn ich tue, was ich nicht tun kann. Ich bin nicht bei mir, wenn ich mich mit jemandem verabrede, den ich nicht treffen will. Wenn ich jemandem oder etwas näherkomme, mit dem ich gar nichts zu tun haben will.

Ich kratze mich am Kopf, streiche mir durch die Haare, kraule mich an den Ohrläppchen, um bei mir zu bleiben. Ich creme mir die Lippen ein, kaue Kaugummis, lutsche Bonbons, esse Sachen, um mich zu mir zurückzubringen. Ich kaue meine Nägel, nage an meinen Lippen, lutsche meinen Daumen, knirsche mit den Zähnen, um zu mir zu kommen. Ich füge mir Schmerzen zu, um mich zu spüren, wenn ich mich vergessen und verloren habe. Ich kann eine Zigarette rauchen, um auf andere Gedanken zu kommen. Ich kann Alkohol trinken, um nicht mehr denken zu müssen. Ich kann Lotto spielen und von einem anderen Leben träumen. Ich kann aufstehen, um wegzukommen, von wo ich nicht sein will, dorthin gehen, wo ich mit dem Kopf tatsächlich bin. Doch seit jenem denkwürdigen Morgen in Toronto mache ich es mir immer wieder bewusst: Es gibt keinen Ort, an dem ich mich sicherer und mehr zu Hause fühlen kann, als bei mir selbst, jetzt und hier.

Ich versuche, nicht mehr ungewollt zu verreisen. Meine Gedanken bleiben hier. Ich will in jedem Augenblick, in jeder Situation meine Aufmerksamkeit darauf richten, wo meine Gedanken sind. Ich sage: Stopp! Wo bist du gerade? Lauf nicht weg vor dir. Bleib hier. Komm sofort wieder zurück, wenn es passiert ist. Und dann bleib einfach da. Bleib bei dir.

Der Vorsatz, der nicht gut ist

Möchte ich besser damit klarkommen, Dinge zu tun, die man nicht tun soll? Dann höre ich besser einfach nicht damit auf, sie zu tun!

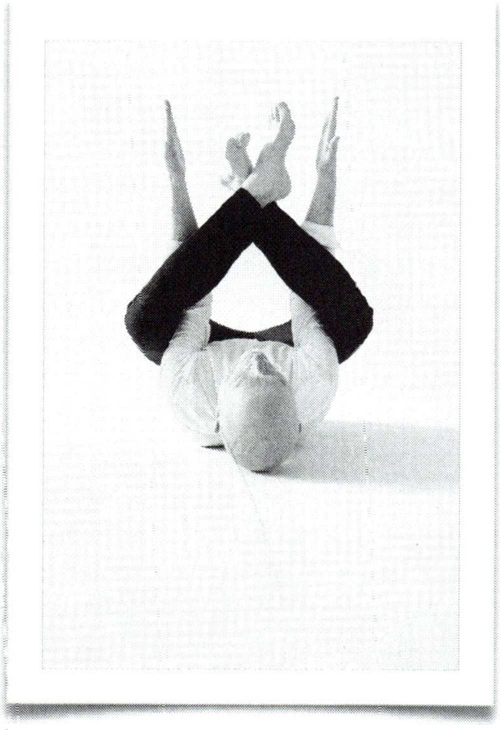

Es ist mal wieder so weit. Sylvester! Oder Sie sind vielleicht 30 geworden? Vielleicht hat ihr Freund einen runden Geburtstag, Ihre Freundin, Ihre Oma oder der Hund? Wie feiern Sie das Ereignis? Was ist Ihr guter Vorsatz für diesen Anlass? Für gute Vorsätze gibt es ja immer wieder gute Ideen! Das Zimmer aufräumen. Nicht mehr zu spät kommen. Mehr mit dem Musikinstrument üben. Weniger shoppen. Mehr schlafen. Mehr zuhören. Sich verlieben. Sich verloben. Jemanden heiraten. Sich ums Geld kümmern. Sich nicht so viel ums Geld kümmern. Weniger davon ausgeben. Mehr davon ausgeben oder zumindest nicht mehr so geizig sein. Sich selbst akzeptieren. Eine neue Frisur ausprobieren. Mehr Vitamine essen. Zum Zahnarzt gehen. Die Wohnung besser putzen, und die Zähne. Häufiger Freunde treffen, und zwar nicht immer nur dieselben zwei. Öfter mal ein lustiges Gesicht machen. Den Sinn des Lebens finden. Interessant werden. Interessant bleiben. Versprechen halten. Weniger vor dem Bildschirm hängen. Weniger im Auto sitzen. Häufiger mit dem Fahrrad fahren. Oder zu Fuß gehen.

Die meisten Menschen antworten natürlich, dass sie nicht mehr rauchen, Alkohol trinken oder Süßigkeiten essen wollen. Damit meinen sie allerdings meistens nicht, dass sie das alles gar nicht mehr tun wollen, sondern nur ein bisschen weniger. Die Menschen wollen einfach weniger essen, weniger Fleisch, weniger Süßigkeiten. Sie wollen auch nicht ganz aufhören mit dem Trinken, nur mit bestimmten Getränken oder an bestimmten Wochentagen. Außerdem lassen sich die meisten Menschen sowieso immer ein kleines Hintertürchen offen. Nur eine Zigarette in der Mittagspause. Nur ein, zwei alkoholische Getränke nach einem stressigen Tag. In harten

Zeiten und besonderen Situationen wollen die Menschen einfach nur noch vergessen und genießen. Dann werden die Ausnahmen aber doch schnell wieder zur Regel und das ganze Spiel kann von vorne beginnen.

Kann ich statt dessen nicht einfach sagen: don't stop smoking! Wenn ich es doch eigentlich sowieso nicht will? Warum will ich mit etwas aufhören? Oder vielmehr: Muss ich eigentlich immer mit etwas aufhören? Muss ich Dinge sein lassen, wenn sie schlecht für mich sind? Auch wenn ich es persönlich sehr gern mache und wenn es mir Spaß macht? Wenn ich ehrlich bin, birgt ein guter Vorsatz als Auslöser für das Aufhören tatsächlich oft schon das Scheitern in sich. Mit allem, womit ich aufhöre, obwohl ich eigentlich gar nicht aufhören will, fange ich schnell wieder an. Und dann mache ich es vielleicht sogar heimlich weiter, mit einem ständigen schlechten Gewissen. Anstatt aufzuhören, verstecke ich es vor mir selbst. So mache ich es und mache es doch gleichzeitig nicht. Nicht richtig jedenfalls. Nicht von ganzem Herzen und nicht so, wie es mir immer gefallen hat. Dadurch fehlt mir aber die Belohnung. Also muss ich es gleich noch einmal machen. Und dann immer wieder. Jedes Mal wieder ohne Belohnung. Das führt zu Sucht statt Souveränität. Besonders gut funktioniert das bei Zigaretten, Alkohol und Essen.

In einer etwas verqueren Logik sage ich mir dazu: Möchtest du besser damit klarkommen, Dinge zu tun, die man nicht tun soll? Dann hör nicht mit ihnen auf. Mach alles ohne schlechtes Gewissen. Alles, mit dem du aufhören möchtest, ist vielleicht trotzdem wichtig für dich. Es hat eine große Bedeutung. Es gibt gute Gründe, warum du es tust. Sonst hättest du nicht irgendwann damit angefangen oder es nicht so lange getan. Rauche. Iss. Trink. Genieß es. Fang nicht zu laufen an, wenn du nie laufen wolltest. Oder höre wenigstens wieder damit auf, wenn es dir keinen Spaß macht. Wenn du die guten Vorsätze der anderen entspannt ignorierst, lernst du, die Dinge, die du tust und immer getan hast, mehr wertzuschätzen.

Fast all diese Dinge fallen unter die Rubrik Genussmittel. Also genieße sie. Genieße die Schönheit der Momente. Erst dann und nur dann, wenn dir das nicht mehr gelingt, wirst du und nur du allein entscheiden, ob du wirklich mit etwas aufhören möchtest. Du wirst wissen, warum. Und dann sogar wie.

Ich picke mal das Rauchen heraus. Was die ganze Welt so verteufelt, das ist auf jeden Fall aufregend, als ich jung bin. Zugegeben, am Anfang muss ich vielleicht ein bisschen husten, aber das und den bitteren Geschmack im Mund vergesse ich schnell. Rauchen ist einfach zu wichtig. Geht es nach meinen Eltern, ist das Rauchen natürlich verboten. Doch das genau macht einen Teil der Wichtigkeit aus. Ich treffe mich extra mit Freundinnen und Freunden dafür. Wir fahren mit dem Fahrrad los und denken schon während der Fahrt daran. Wir freuen uns darauf. Es geschieht heimlich, aber ohne schlechtes Gewissen. Na ja, vielleicht mit ein bisschen schlechtem Gewissen. Aber es ist eben auch cool, weil es verboten ist. Wir sind von der Situation genauso berauscht wie vom Rauchen selbst. Wir spüren jeden einzelnen Zug. Bei den ersten Zigaretten meines Lebens meine ich, mein Gehirn wird gleich zu schwimmen anfangen, zu fliegen. Rauchen macht mich zu einem besonderen Menschen. Ich bin aus eigener Kraft erwachsen. Mit der Zigarette gehöre ich dazu. Wenn ich zu einem Konzert komme, am Spielfeldrand bei einem Sportereignis stehen bleibe, auf eine Gruppe von Freundinnen und Freunden stoße: Mit dem Anzünden der Zigarette bin ich richtig da und ganz dabei. Die ersten schwierigen Momente einer jeden Begegnung sind geritzt. An der Zigarette kann ich mich festhalten. Sie hilft mir, wenn ich Halt brauche, wenn ich unsicher bin oder wenn ich sonst nur doof in der Gegend herumstehe und mich von allen angestarrt fühle.

Später, wenn ich eine Pause brauche, weil ich mich gerade nicht mehr konzentrieren kann, ist es auch die Zigarette, mit der die Pause anfängt, mit der sie überhaupt möglich ist. Die Zigarette ist die Pause. Für zehn Minuten Nichtstun steht so gut wie kein Mensch auf und geht raus, für zehn Züge an der Zigarette schon. Nichtraucher trauen sich noch nicht mal, überhaupt eine Pause zu fordern. Nach der Pause kennen sich die Raucher unter den Seminarteilnehmern, die Nichtraucher nicht. Welcher erste Satz hätte größere Macht beim Beginn eines Gesprächs als der Klassiker: Kann ich mal Feuer haben? Nur mit der Zigarette gibt es keine Verlegenheit. Jeder Kommentar zum Wetter oder zur miesen Qualität des Redners im Saal treibt einem nur die Schamröte ins Gesicht.

Wenn ich allein bin unter vielen unbekannten Menschen, in einer fremden Umgebung, macht mich das Rauchen aktiv und stark. Die Zigarette gibt mir Halt. Ohne sie bin ich zur Passivität verdammt. Als Alternative bleibt mir nur, am Wein zu nippen oder ein paar nicht vorhandene Flusen vom Pullover zu zupfen. Mit der Zigarette kann ich mich ablenken, ich kann abschalten, ich kann mich wie auf Knopfdruck aus einer

Stresssituation entfernen. Mit dem Ort verlasse ich auch die Sackgasse, in der sich meine Gedanken verrannt haben. Ich fokussiere mich auf die Schachtel, die Zigarette, die ich aus der Packung herausnehme, auf das Feuerzeug, die Flamme, mit der ich die Glut an der Spitze der Zigarette entfache, den ersten Zug. Das ist nichts anderes als eine Atemübung. Ich vergesse, was mich gerade noch sinnlos beschäftigt hat. Ich kann etwas anderes denken. Ich muss überhaupt nichts mehr denken.

Nur, weil mir die ganze Welt einredet, Rauchen schadet der Gesundheit, muss ich noch lange nicht meinem Wohlbefinden Schaden zufügen. Denn das tut es, wenn ich mich dabei ertappe, wie ich heimlich rauche. Nicht zu trinken und heimlich zu trinken genauso, und auch beim Essen ist es dasselbe. Es schadet meinem Wohlbefinden, wenn ich mich in Gesellschaft von Nichtrauchern, Nichttrinkern und Sich-gesund-Ernährern schlecht fühle. Auch wenn sie nichts sagen, meine ich, ihre anklagenden Blicke zu spüren. Auch wenn sie mich nicht anstarren, stelle ich mir ihre urteilenden Gedanken vor. Auf dem Bahnhof, am Flughafen, in öffentlichen Gebäuden und Transportmitteln fühle ich mich zum Außenseiter degradiert. Auf jeder Zigarettenpackung sehe ich mich zum Angeklagten stilisiert. Ich soll ein Bild von mir selbst als Versager gegenüber meiner eigenen Gesundheitsverpflichtung akzeptieren. Das möchte ich nicht mehr. Auch wenn das auch schon wieder wie ein guter Vorsatz klingt: Über den Start in ein neues, besseres Leben, wie über jedes kleine oder große Aufhören, entscheide ab sofort noch selbstbewusster nur ich selbst.

Die Bahn, die nicht erreichbar ist

Bevor meine Füße tatsächlich den Bahnhof erreichen, habe ich ihn mit dem Kopf schon wieder verlassen.

Ein Leben lang laufe ich Bussen und Bahnen hinterher und erreiche sie in der Hälfte der Fälle doch nicht.

Wo war ich? Und was hätte ich unterwegs alles erleben können, wenn ich bei mir geblieben wäre?

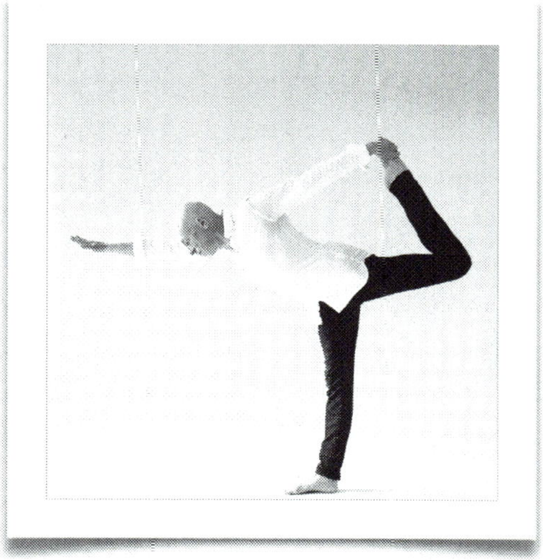

Es ist Morgen. Irgendeiner. Ungefähr wie jeder Morgen. Die Sonne scheint oder auch nicht. Ich habe keine Zeit, mich um das Wetter zu kümmern. Ich muss zur Arbeit und bin schon zu spät dran. Das für den Vormittag anstehende Meeting habe ich zwar schon vorbereitet, aber ich habe noch nicht alle Unterlagen für meinen eigenen kleinen Vortrag zusammengesucht. Ich denke schon, seit ich aufgestanden bin, darüber nach, wo die entsprechenden Dateien sein könnten. Am Abend ist es mir nicht mehr eingefallen. Plötzlich habe ich eine Idee, in welchem Ordner sie vielleicht gespeichert sein könnten. Für einen Moment freue ich mich, aber im nächsten Augenblick kommen die Zweifel: Nein, da habe ich gestern schon gesucht. Eine Kollegin fällt mir ein. Sie könnte es wissen, weil sie mit denselben Daten arbeitet. Und sie ist immer schon sehr früh im Büro. Vielleicht kann sie mir helfen.

Ich gehe zur U-Bahn. Während ich im Laufen die Zigarettenpackung und das Feuerzeug aus der Hosentasche ziehe, sehe ich auf die Uhr. Ich bin spät dran. Trotzdem bleibe ich kurz stehen, um die Zigarette anzuzünden. Danach laufe ich umso schneller. Die Zeit wird knapp. Wenn ich Glück habe, hat die U-Bahn vielleicht Verspätung. Dann kann ich sie noch erreichen. Ich laufe noch schneller. Ich muss in diese U-Bahn. Ich bin schon völlig außer Atem, aber ich weiß, ich kann es noch schaffen. Plötzlich zählt nichts anderes mehr. Ich sehe die U-Bahn vor mir, als wäre ich schon am Gleis angekommen, sehe sie ohne mich losfahren. Ich laufe noch schneller. Ein Zug an der Zigarette, dann fliegt sie, nicht zu Ende geraucht, auch schon in hohem Bogen davon. Ich nehme zwei Stufen auf einmal die Treppe zum Bahnhof hinunter. Ich stolpere und kann mich nach der letzten Stufe gerade noch abfangen, ohne zu stürzen. Ich haste zum Gleis. Und da steht die U-Bahn noch. Die Türen sind allerdings zu. Aber die gehen öfter zu und auch wieder auf. Tatsächlich ist jemand vor mir, der die Tür öffnet und einsteigt. Ich laufe hin, stürze zur Tür. Doch genau in dem Augenblick, als ich am Wagen ankomme, geht die Tür zu. Jetzt fährt die U-Bahn endgültig ab. Und jetzt, erst jetzt, als die Türen direkt vor meiner Nase schließen, die Räder sich zu drehen beginnen und der Zug den Bahnhof verlässt, merke ich plötzlich, wie weit meine Beine hinter meinem Kopf zurückgeblieben sind. Irgendwie war ich schon eigestiegen, obwohl ich noch gar nicht da war. Der Kopf ist davongelaufen und die Beine kamen nicht hinterher. Erst jetzt hole ich mich selbst wieder ein. Mit einer blitzartigen, allumfassenden Enttäuschung prallen Bein-Ich und Kopf-Ich aufeinander.

Was hätte ich unterwegs alles erleben können, wenn ich bei mir geblieben wäre? Ich schnaufe und lasse die Arme hängen. Mit der nächsten U-Bahn werde ich den S-Bahn-Anschluss nicht mehr erreichen. Ich kann nicht einfach ruhig bleiben, laufe auf dem Bahnsteig hin und her wie ein Tiger im Käfig. Fehlt nur noch das Gitter. Ich denke an das Büro, die Präsentation, die Kollegin, die hoffentlich die Datei für mich finden wird. Ich sehe auf die Uhr. Die Anzeige für die nächste U-Bahn: fünf Minuten. Plötzlich habe ich die Idee: Ich will hinaufgehen und draußen in Ruhe eine Zigarette rauchen. Im nächsten Augenblick fasse ich mir an den Kopf. Echt jetzt? In Ruhe?

Ich bin auf der Straße, als ich zu Hause losgehe, aber ich bin auch schon im Bahnhof. Als meine Füße sich in Bewegung setzen, bin ich mit dem Kopf schon am Ziel. Bevor meine Füße tatsächlich den Bahnhof erreichen, habe ich ihn mit dem Kopf schon wieder verlassen. Und dann bin ich gleichzeitig an ganz vielen Orten. Ich bin in diesem Zug. Ich bin aber auch schon zu Fuß auf dem Weg von der Zielstation zum Büro. Da kann ich noch eine Zigarette rauchen. Während des Rauchens bin ich aber auch schon im Büro. Ich sitze am Computer und bereite die Präsentation vor. Ich telefoniere mit der Kollegin im Nachbarzimmer und lasse dabei die Finger hektisch über die Tastatur fliegen. Kann die Kollegin die Datei für mich finden? Ich rede mit ihr darüber, was ich am Abend zuvor gemacht habe, weil sie wissen will, ob ich im Kino war und welchen Film ich gesehen habe. Dann entschuldigt sie sich, weil sie plötzlich merkt, dass ich keine Zeit habe, und im nächsten Augenblick hat sie auch schon die gesuchte Datei gefunden.

Nein. Im nächsten Augenblick höre ich eine Durchsage, und jetzt bin ich plötzlich mit meinen Gedanken wieder da, wo ich wirklich bin. Am Bahnhof. Bei mir. Mit Adrenalin im Blut und mit einem tiefen Frustgefühl im Bauch. Sofort machen sich meine Gedanken erneut auf den Weg. Hinauf, für fünf Minuten Zigarettenpause inklusive Hin- und Rückweg. Nein! Kann ich jetzt vielleicht mal hierbleiben? Mit den Beinen und mit dem Kopf? Ich gehe nicht los. Und ich denke nicht mehr über diese Zigarette nach.

In den allermeisten Fällen bemerke ich es nicht, wie sich meine Gedanken auf die Reise begeben. Und wenn ich sie dabei ertappe, ignoriere ich das oft lieber oder lasse die Gedanken einfach in der nächsten Sekunde schon wieder die nächste Reise antreten. Ich als irgendwer, irgendwo anders.

Ich habe noch nicht gelernt, auf die Widersprüche zu achten, die sich daraus ergeben, auch wenn sie offensichtlich sind. Spätestens wenn die Rückkehr ansteht, werde ich abrupt und schmerzhaft von der Wirklichkeit eingeholt. Aber brauche ich wirklich jedes Mal diesen Adrenalinstoß und das Frustgefühl? Das Unglück? Den Unfall? Den Kopfschmerz? Die Herzinfarktgefahr?

Dabei lässt es sich tatsächlich üben, nicht mehr außer mir zu sein. Schritt eins: Ich kann die kleinen Strafen des Alltags zur Kenntnis nehmen. Ich kann darauf achten und es mir merken, dass es wehtut, nicht bei mir zu sein. Ich kann den Willen entwickeln und trainieren, bei mir zu bleiben. Ich kann versuchen, zu erkennen, wenn mir der Widerspruch Kopfschmerzen bereitet, mit dem Körper hier und dem Kopf ganz woanders zu sein. Ich kann es mir immer wieder klarmachen, dass ich das ändern kann, dass ich daran arbeiten kann.

Schritt zwei ist diese Arbeit. Ich trainiere, bei mir zu bleiben. Das geht am besten mit etwas, das offensichtlich genug ist, dass ich es nicht anzweifeln kann. Kann ich es in einer Situation umsetzen, dann lässt es sich später auf viele andere Situationen übertragen.

Öffentliche Verkehrsmittel sind eine perfekte Wahl für dieses Training. Ich laufe mein Leben lang Bussen und Bahnen hinterher und erreiche sie in vermutlich der Hälfte der Fälle doch nicht. Ich bin immer wieder in Gedanken schon angekommen, obwohl ich tatsächlich noch nicht einmal aufgebrochen bin. Ich habe einen abfahrenden Zug im Kopf, während meine Beine noch weit weg vom Bahnhof sind. Ich schicke meine Gedanken dahin, wo ich mit dem Körper noch nicht sein kann. Ich bleibe kopflos mit meinem Körper zurück, da, wo ich immer noch bin. Eine Bahn zu erwischen, ist kein Ziel. Richte ich meinen Fokus darauf, sehe ich schnell nichts anderes mehr. Jedes andere Ziel ist vergessen. Nur noch die Bahn zählt. Nicht der Weg dahin. Nicht der Ort, wo ich gerade bin. Eigentlich kann ich so nur scheitern, selbst dann, wenn ich den Zug noch erwische. Ich komme meinen Gedanken nicht hinterher und nehme die Zeit, die ich habe, nicht mehr wahr. Es zählt nur noch die Zeit, die ich verliere.

Es macht keinen Sinn und keinen Spaß, einen wunderschönen Morgen mit strahlendem Sonnenschein nicht zu sehen, weil ich in Gedanken schon losgerannt und ganz weit weg bin. Es macht auch keinen Sinn, eine Zigarette zu rauchen, wenn ich keine Zeit dafür habe. Ich kann überhaupt nichts genießen, überhaupt nicht leben, wenn ich mir nicht die Zeit dafür nehme, weil ich währenddessen gehetzt renne und an tausend verschiedene Dinge denke.

Nachdem ich diese und ähnliche Vorfälle oft genug analysiert habe, steht mein Entschluss fest: Ich werde nie wieder Bussen und Bahnen hinterherlaufen. Nicht in Gedanken und auch nicht mit den Beinen. Ich werde nicht diesem und auch keinem anderen kurzfristigen Impuls gehorchen, der mich oder meine Gedanken losrennen lässt.

Warum sollte ich an die Bahn denken? Nur weil sie vielleicht gleich losfährt? Wenn ich nicht an sie denke, kann ich sie auch nicht verpassen. Selbst wenn ich sie im Augenwinkel schon abfahren sehen kann, muss ich deshalb nicht alles andere, was gerade wichtig war, über den Haufen werfen. Ich muss meinen Adrenalinspiegel nicht hochjagen, Leute anrempeln, beinahe die Treppen hinunterfallen und dann trotzdem jedes zweite Mal gegen die sich schließenden Zugtüren prallen. Der Zug hat keine Macht über meine Beine.

Als ich zum ersten Mal einfach nicht loslaufe, spüre ich Erleichterung. Ich habe nichts zu verlieren. In dem Augenblick, in dem ich bei der Bahn ankomme, bin ich da. Vorher nicht. Selbst wenn ich sie wegfahren sehe, bin ich entspannter, als wenn ich vorher losgelaufen wäre und sie vielleicht noch erreicht hätte. Die Bahn ist kein Ziel. Daran denken, wo ich sein könnte oder vielleicht schon sein müsste, ist kein Ziel. Ziele müssen erreichbar sein. Sie müssen meiner Steuerung unterliegen. Ich muss sie auswählen und mich rechtzeitig vorher dazu entscheiden, an ihnen zu arbeiten. Entspannt und rechtzeitig aufzubrechen, ist ein Ziel. Zu sehen, wo ich bin, unterwegs sein, genau da, wo ich gerade bin, das ist ein Ziel. Mir Zeit nehmen und Zeit haben, ist ein Ziel. Wieso soll ich mir die Zeit für etwas immer erst dann nehmen wollen, wenn ich sie nicht mehr habe? Wenn ich zu spät dran bin, um etwas zu tun, war es mir offensichtlich vorher nicht wichtig genug. Wieso sollte es jetzt plötzlich so wichtig sein, dass ich dafür mein Wohlbefinden riskiere? Mir Zeit nehmen, heißt, sie zu haben. Eine bessere und ehrlichere Währung als die Zeit gibt es nicht für mein Leben.

Die Minute, die nicht hinter einem ist

Warten ist kein Ziel. Auf das Ende des Wartens zu warten, ist auch kein Ziel. Jede Minute meiner Zeit für meine Lebenszufriedenheit zu nutzen, ist ein Ziel.

Auch die Stille muss man hören wollen, sonst ist sie nicht da.

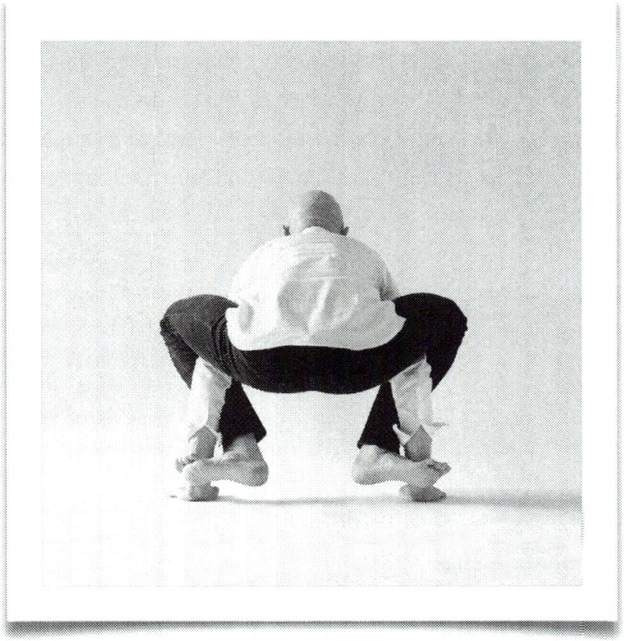

Sie und Ihre Familie fahren in den Urlaub und beziehen gerade ihr Hotelzimmer. Sie sind alle hervorragend gelaunt. Kaum hat der Hotelbedienstete das Zimmer verlassen, lassen Sie sich erst einmal mit einem Seufzer auf das große Bett fallen. Die Müdigkeit von der Anreise verwandelt sich in eine wohlige Entspannung. Die Kinder durchwandern die Räume und drehen und drücken an Knöpfen und Schaltern. Sie prüfen das Licht im Badezimmer und schauen, wo die Handtücher versteckt sind. Bald aber kommen die Kinder zu Ihnen und wollen hinaus und die Stadt ansehen. Es gibt so viel zu entdecken. Sie hingegen würden am liebsten erst noch ein paar Stunden einfach im Bett liegen wollen. Können sich nicht alle einfach ein bisschen mit sich selbst beschäftigen und dann gemeinsam gegen Abend unten im Hotel etwas essen? Oder kann man vielleicht einfach zwei Gruppen bilden: Eine bleibt hier, die andere erkundet die Stadt. Nachdem sich herausstellt, dass das alles keine Optionen sind, einigen Sie sich auf einen Zeitrahmen. Sie müssen auf jeden Fall noch duschen und sich frisch machen. Die anderen verstehen nicht, warum Sie duschen müssen, wenn Sie doch gleich hinaus auf die schmutzige Straße gehen. Das Ergebnis der ersten Urlaubsstunden nach der Ankunft: Während die einen angezogen und aufbruchsbereit eine Stunde auf der Bettkante sitzen, haben die anderen gerade so Zeit, auch nur die nötigsten Vorbereitungen abzuschließen. Trotzdem gut gelaunt, eine Melodie summend, kommen die einen aus dem Badezimmer. Sie sind voller Energie und können nicht fassen, dass die anderen jetzt noch nicht einmal mehr essen gehen wollen. Sie haben die Zeit nicht genutzt. Es gibt keine Stunde auf der Welt, in der die einen die Lust, etwas zu tun, mehr verlieren können, als die, in der sie darauf warten, bis sich die anderen darauf vorbereitet haben. Jede einzelne dieser Minuten ist verschenkt.

Jede Minute unseres Lebens ist eine Chance auf Zufriedenheit. Auch wenn wir warten. Jede Minute, in der wir warten, bis sie vorbei ist, die wir einfach nur hinter uns bringen, fehlt zu 100 Prozent in der Liste unserer Chancen auf Lebenszufriedenheit. Sie zerstört auch die Motivation und verkleinert die Wahrscheinlichkeit, dass wir diese Chance ergreifen. Wer die Zeit beim Warten nicht zu nutzen versteht, leidet am schlimmsten. Wir warten, bis etwas losgeht, bis etwas aufhört. Bis etwas vorbei ist. Wir warten auf die nächste Minute. Wir hoffen, dass uns etwas ablenkt von den Gedanken, die wir nicht mögen. Wir wünschen uns, dass etwas passiert oder dass uns wenigstens etwas hilft, zu vergessen, dass nichts passiert. Wir gehen wie Gefangene vor den Gitterstäben eines Käfigs hin und her. Wir lassen unsere Gedanken immer wieder in den gleichen winzigen Schleifen ihre Runden drehen. Wir warten, bis das eigentliche Leben weitergeht. Wir ertragen, dass nichts passiert, aber es ist und bleibt immer noch unsere Lebenszeit. Wir mögen das Warten nicht, weil wir schon woanders sein wollen oder denken, woanders sein zu müssen. Warten passiert im Kopf. Wir sind im Kopf schon dort, wo wir noch nicht sein können.

Warten ist keine gute Idee, egal ob wir warten, bis wir drankommen, ob wir auf Menschen warten, auf den Bus oder bis die Zeit vergeht. Die Angst vor dem Warten lässt uns dem Bus hinterherrennen. Bis der nächste kommt, könnten wir uns jedoch, anstatt zu warten, von ein paar Sonnenstrahlen wärmen lassen. Wir könnten einem Eichhörnchen oder einem Vogel zusehen. Wir könnten seinem Gesang lauschen. Die Freude, die dabei entsteht, wenn wir die Zeit nutzen, lässt uns vergessen, dass wir etwas verpassen könnten. Wir können Menschen zusehen, ihre Kleider und ihre Gesichter studieren oder mit ihnen sprechen. Wir können das Warten der anderen beobachten. Wie sie aufstehen und sich setzen. Wie sie hin und her laufen. Menschen, die nicht warten können, erkennen wir an den Pfützenspritzern auf der Hose. Menschen, die warten können, vielleicht eher an den Schokoladeneisflecken auf der Bluse. Wir können eine Zeitung oder ein Buch lesen. Wir können sehen, was um uns herum geschieht. Wir können die Augen schließen und den Geräuschen in unserer Umgebung lauschen. Etwas ist immer zu hören. Auch die Stille muss man hören wollen, sonst ist sie nicht da. Was wir wahrnehmen, erinnert uns daran, dass wir hier sind, jetzt. Auch in einer Warteschlange beim Bäcker, bei der Behörde oder vor dem Fahrgeschäft, zählt diese Zeit, nicht die, die danach kommt. Es zählt, wahrzunehmen, was gerade geschieht, und zu tun, was jetzt möglich ist. Wir können uns immer und überall ein passendes Ziel setzen. Aber wir müssen es ernst nehmen. Wenn wir uns zu oberflächlich oder halbherzig mit etwas beschäftigen, wenn wir uns zu mechanisch Ablenkung verschaffen und in Wahrheit trotzdem nur versuchen, die Minuten hinter uns zu bringen, werden wir das spüren. Das Gefühl der Passivität steigert sich noch, wenn wir alle drei Minuten auf das Mobiltelefon starren, obwohl es keine neuen Nachrichten meldet. Das Warten wird noch schlimmer, wenn wir zum achtundzwanzigsten Mal eine Werbung anstarren und uns dabei ertappen, wie es sich der dazugehörige Text schon als Dauerschleife in unseren Gedanken gemütlich gemacht hat. Und die hastig gerauchte Zigarette schmeckt auch nicht.

Wo warten wir? Im Bett warten wir aufs Einschlafen, aufs Aufstehen, bis es endlich hell wird. Wir warten vor dem Wasserkocher, bis das Wasser kocht. Vor der Waschmaschine im Waschsalon, bis die Wäsche gewaschen und geschleudert ist. Vor dem Kühlschrank, bis er abgetaut ist. Wir warten beim Kochen und Garen, beim Entkalken und Einwirken. Vor dem Computer, bis er hochfährt oder bis das Software-Update installiert ist. Wir warten darauf, dass der Regen aufhört. Warum gehen wir nicht einfach weiter, auch durch den Regen, in ganz normaler Geschwindigkeit? Wir müssen keine einzige dieser Minuten hinter uns bringen. Unsere Zeit lässt sich immer gestalten. Das Mindeste, was wir tun können, statt zu warten, ist, die Augen zu schließen. Zu atmen. Und zu lächeln. Es erfordert einige Übung, das Warten zu bemerken. Außerdem haben wir das Warten so sehr geübt, dass wir es uns jetzt Schritt für Schritt wieder abtrainieren müssen. Als Erstes brauchen wir den Willen: Warten ist kein Ziel. Auf das Ende des Wartens zu warten, ist auch kein Ziel. Jede Minute unserer Zeit für unsere Lebenszufriedenheit zu nutzen, ist ein Ziel.

Was Wasser ist

Wasser ist etwas Gutes. Nichts, vor dem ich mich schützen muss.

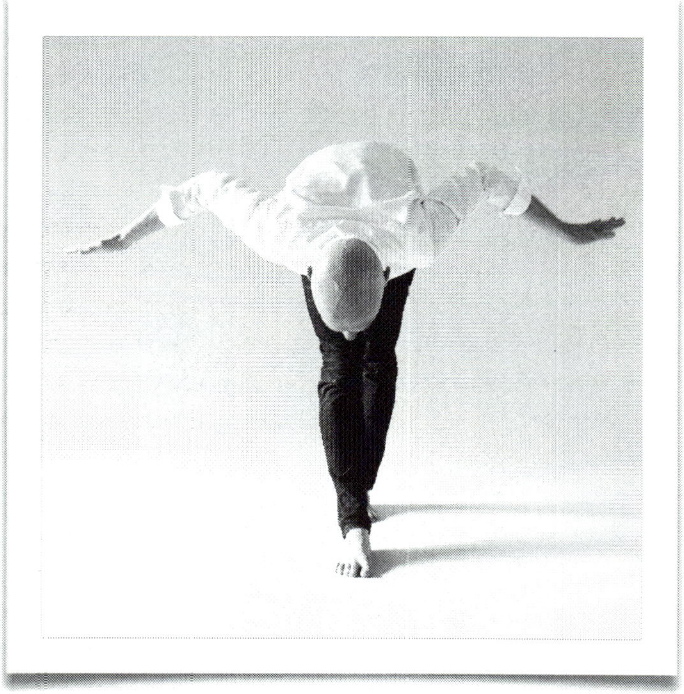

Wasser ist ein Genussmittel. Man kann es trinken. In meiner Studie gibt es diese Anwendungsform seltsamerweise beinahe dreißig Jahre lang nicht. Ich habe es kurzzeitig als Student in Japan erlebt und dann aber irgendwie wieder vergessen. Irgendwann fragt mich in Amerika bei einer Abendeinladung jemand, ob ich Wasser trinken würde. Natürlich, sage ich und bin irritiert. Ich trinke Wasser. Später fällt mir ein, dass die Frage darauf zielte, dass das Wasser nur aus dem Hahn kam. Leitungswasser. Dann realisiere ich, dass ich das ja auch selbst tun könnte: Wasser aus dem Hahn trinken. Für mich ist bis dahin ein Getränk immer ein Produkt. Man muss es kaufen. Es steckt in Flaschen, Tetra Paks oder Dosen. Es ist mit Kohlensäure angereichert. Oft enthält es Zucker und Aromen. Und wenn es doch nur Wasser ist, dann kommt es wenigstens mit Eiswürfeln auf den Tisch.

Erst jetzt fällt mir auf, wie lästig ich es immer empfunden habe, Getränke aus Geschäften zu besorgen. Wie oft ich enttäuscht war, wenn ich nicht den richtigen Geschmack gefunden hatte, zu wenig Kohlensäure enthalten war oder zu viel. Wenn die Getränke nicht ausreichten und schon am nächsten Tag neue besorgt und in den dritten Stock getragen werden mussten. Aber selbst jetzt, als ich das alles bemerke und beschließe, es ohne Produkte, ohne Einkauf, ohne Flaschen und ohne Zusatzstoffe zu versuchen, sträubt sich noch etwas in mir, einfach Leitungswasser zu trinken. Um mich selbst zu überlisten, besorge ich eine Karaffe und schöne Wassergläser. In gewisser Weise muss das Wasser vielleicht immer noch ein Produkt sein. Es ist ein mühsamer, langsamer Entzug.

Heute kann ich Wasser trinken, egal woraus. Zum Beispiel aus einer Einwegflasche. Ich habe eine kleine, die ich seit vielen Jahren unterwegs überall auffülle. Aus dem Wasserhahn genauso wie an Brunnen, Bächen, Flüssen. Ohne Einkaufen, ohne Geldausgeben, ohne Transport, ohne Lagerung, ohne Entsorgung.

Doch Wasser ist nicht nur ein Genussmittel. Seit meiner Kindheit wurde mir anerzogen, dass Wasser auch etwas Bedrohliches ist. Nämlich dann, wenn es von oben kommt. Ich bin nicht der Einzige, stelle ich irgendwann fest. Ich beobachte Menschen, wie sie durch den Regen hasten. Geduckt, verfolgt, mit Sorgenfalten im Gesicht und mit düsterem, ja, schmerzverzerrtem Blick. Ich sehe, wie die Menschen bei Regen ängstlich unter jeden noch so lächerlichen Dachvorsprung fliehen und sich ihre Zeitschriften über den Kopf halten, als wären sie von einem Kugelhagel bedroht. Ich erwische mich irgendwann selbst dabei: Sorgenfalten auf der Stirn, Genick eingezogen, hastig unterwegs mit schmerzverzerrtem Gesicht. Das volle Programm, inklusive düsterer Stimmung und Eile, als wäre alles zu spät. Ich fühle mich, als wäre ich auf der Flucht. Muss das sein? Will ich das? Nein! Es passiert einfach so, weil ich es unbemerkt so passieren lasse. Doch ich kann mich entscheiden, nicht mehr vor dem Regen davonzulaufen. Ich will mich entscheiden, keine Regenminute mehr hinter mich zu bringen. Der Regen macht mich nass? Ich kann einen Regenschirm benutzen. Doch es geht natürlich auch ohne Regenschirm mit entsprechender Kleidung. Oder es geht sogar auch dann, wenn ich ein bisschen nass werde. Ich weiß, dass ich ohne Angst durch den

Regen gehen kann. Wasser ist etwas Gutes. Nichts, vor dem ich mich schützen muss. Ich bade darin. Ich trinke es.

Wer sich passiv fühlt, findet auch immer eine Ursache für dieses Gefühl. Wenn nichts anderes da ist, reichen dafür tatsächlich ein paar Wolken am Himmel. Die Regentropfen draußen, die mich drinnen im Bett gefangen halten. Dann will ich abends nicht schlafen gehen, weil ich es tagsüber nicht einmal vor die Tür geschafft habe. Doch von einem Selbstmitleid, mit dem ich in der Früh schon aufstehe, und einer grundlosen Erschöpfung, mit der ich trotzdem unwillig ins Bett gehe, erlöst mich nichts außer ich selbst. Der Entschluss steht also fest. Irgendwann ist immer das erste Mal, sage ich mir, und ich breche auf, obwohl ich genau weiß, was gleich passieren wird. Ich bin vorbereitet, kenne den Wetterbericht und sehe die Wolken. Es wird dunkler. Gleich ist es so weit. Und dann geht es auch schon los. Erst ein paar Tropfen, doch schnell wird es mehr. Ich gehe weiter durch den Regen, nicht schneller als sonst. Ich spüre den Impuls in mir, loszulaufen und mich vor dem Regen zu verstecken, aber ich gebe ihm einfach nicht nach. Ich merke, wie sich die Falten auf meiner Stirn bilden, und entspanne die Muskeln bewusst wieder. Ich will mich ducken und richte mich ganz bewusst wieder auf. Ich lasse mir mein Wohlbefinden nicht mehr stehlen. Nicht in dieser Minute und in keiner anderen. Ich muss es mir jedes Mal neu vornehmen, mit offenen Augen und wachem Blick durch die Welt zu gehen. Dann bleibe ich entspannt und behalte ein Lächeln im Gesicht. Ich schaue auf die anderen Leute. Wovor laufen sie davon? Ich bleibe sogar stehen und breite die Hände aus, nehme den Kopf hoch. Ich strecke dem Himmel mein Gesicht entgegen und lasse es auf mich fallen: H2O.

Der Körper, der auf den Hund gekommen ist

Wenn ich jemanden treffe, kann ich sehen, wie sein Weg war.

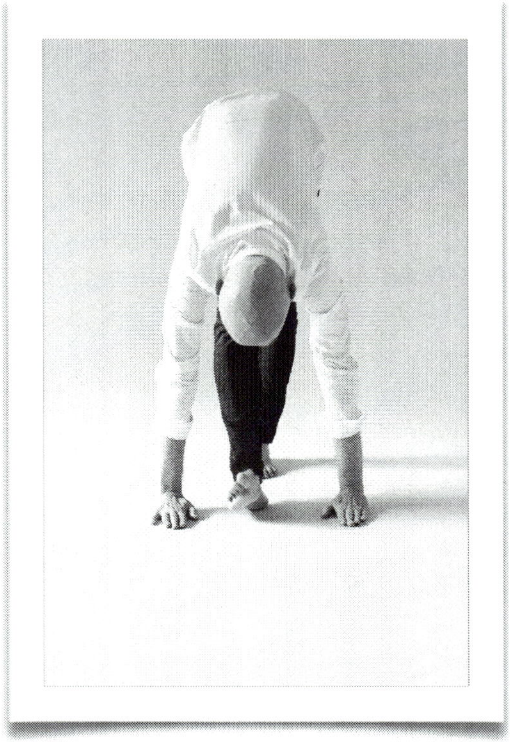

Mit dem Wasser muss ich auch noch einmal zum Saubermachen zurückkommen. Seit ich den Job des Duschgels selbst übernommen habe, weiß ich das Wasser auch in dieser Hinsicht zu schätzen. Es hilft mir dabei, sauber zu werden. Es begleitet mich zusammen mit der Kraft der Reibung an alle Stellen meines Körpers: an die Achselhöhlen, Kniekehlen, Geschlechtsteile, Füße und Hände. Es ist warm, heiß, kühl oder kalt. Es hilft mir so zuverlässig, wie ich die Reinigung ernst nehme. Ich reibe und spüle jeden Finger einzeln ab. Ich bearbeite die Ohrläppchen, massiere die Ohren mit kreisenden Bewegungen, nach vorne, nach hinten, links nach vorne, rechts nach hinten und dann andersherum. Genauso lange und gründlich gehe ich auch beim Abtrocknen vor. Ich spüre die Kraft der Reibung auf und die Anregung in meinem Körper. Der Kreislauf reagiert auf die Abwechslung von Wärme und Kälte und die Reibung. Ich fühle mich so sauber und frisch, dass es nur eine Frage der Zeit ist, bis ich eines Tages die Frage stelle: Muss ich ein Deo benutzen? Den Job habe ich doch auch längst selbst übernommen. Kurz überfällt mich noch die gleiche Nervosität wie damals, als ich das Duschgel abgesetzt habe, aber eigentlich weiß ich schon, dass wir das hinbekommen, mein Körper und ich.

Mit Deo unterdrücke ich, was mein Körper braucht und tut. Ich untergrabe mein Vertrauen in ihn und setze ihn unter Druck. Ich verhindere seine natürliche Reaktion. Das Schwitzen zu erleben, die Reaktion des Körpers auf Anstrengung oder Angst zu beobachten, ist eigentlich etwas Schönes. Ich freue mich über diese Fähigkeit. Seit ich sie nicht mehr mit Deo unterdrücke, kann ich mich überhaupt erst dafür interessieren. Etwas passiert, und der Körper reagiert. Es passiert allerdings immer seltener und weniger stark ausgeprägt, seit ich mich aufmerksamer wasche und mit abwechselnder Wärme und Kälte meinen Kreislauf stärke. Weil ich meine Haut anrege, aber sie ansonsten ihren Job machen lasse und die körperlichen Reaktionen nicht durch künstliche Stoffe ersetze oder einschränke. Ich arbeite nicht nur daran, mit meinem Körper besser umzugehen und ihm dabei zu helfen, weniger schwitzen zu müssen.

Ich achte auch darauf, Situationen zu vermeiden, in denen das Schwitzen ausgelöst wird. Jetzt, ohne Deo, merke ich, wie blitzartig schweißtreibend jede einzelne Stresssituation und jeder Adrenalinschub sind. Wenn ich jemanden treffe, kann ich sehen, wie sein Weg war. Von der plötzlichen Reaktion im Straßenverkehr über die Begegnung mit einer unliebsamen Person bis zum Vortrag ohne die nötige Souveränität, alles verursacht eine körperliche Reaktion. Unglaublich, dass ich mich selbst so nie erlebt habe. Vieles kann ich jetzt, da ich die Auslöser direkt spüre, sehr einfach ändern, indem ich aufmerksam, vorausschauend und vorbereitet bin. Ich lasse mich nicht mehr aus der Ruhe bringen. Ich entdecke die Gelegenheiten, an meiner Ausgeglichenheit zu arbeiten. Jeder Moment bietet dafür eine Chance. Ich achte darauf, Angstsituationen zu vermeiden, und ich trainiere, nicht mehr automatisch in Angst zu verfallen. Ohne Deo, mit meinem Körper als Sensor, wird mein Leben zu einer Entdeckungsreise. Bedrohungen verwandeln sich in Freude. Ich muss darüber lächeln, dass mir in meinem früheren Leben beim Anblick von Hunden der Schweiß ausbrach. Habe ich tatsächlich ohne Deo gelernt, Hunde zu mögen?

Der Berater, der ausgestorben ist

Wenn der Neandertaler Lippenprobleme gehabt hätte, wie hätte er sie gelöst?

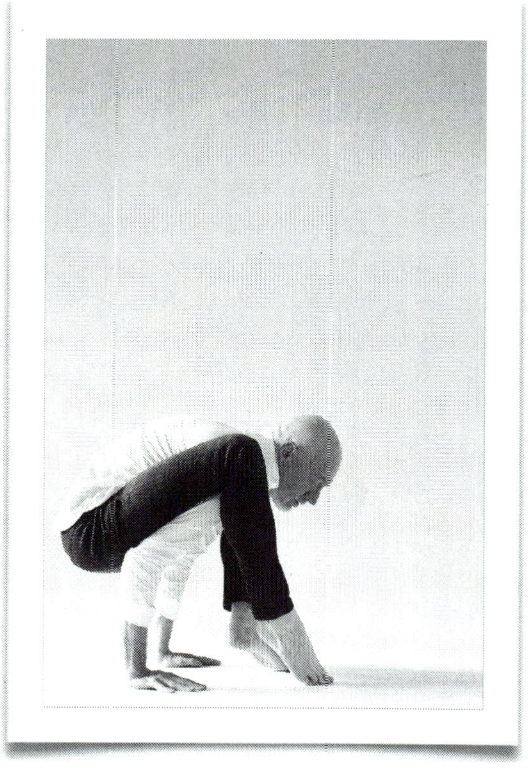

Ich beobachte Menschen, die kurz alleingelassen werden. Menschen, die auf etwas warten. Menschen, die nervös sind. Was tun sie? Sehen sie auf die Uhr? Rauchen sie eine Zigarette? Gut möglich. Aber Platz eins in meinem kleinen Experiment ist natürlich etwas anderes.

Ich sehe ein Pärchen im Restaurant. Der oder die eine steht auf und geht kurz auf die Toilette. Was passiert dann wohl am häufigsten? Der/die Zurückgebliebene zieht natürlich in der nächsten Sekunde das Mobiltelefon aus der Tasche, wenn es nicht schon auf dem Tisch lag oder er/sie es nicht sowieso die ganze Zeit in der Hand gehalten hat. Aber auf was wäre ich vor meinen Beobachtungen überhaupt nie gekommen? Was nimmt auch noch einen Platz in der Nähe des Siegertreppchens ein, wenn jemand mal kurz alleingelassen wird? Es ist tatsächlich der Lippenpflegestift, der Lipgloss, der Lippenstift.

Was bedeutet es, wenn wir in bestimmten Situationen mehr oder weniger sinnlos auf die Uhr und aufs Telefon schauen, wenn wir eher aus Reflex eine Zigarette rauchen oder uns auf die Lippenpflege verlegen? Welchen Nutzen hat es, wenn wir etwas nur aus Nervosität tun? Oder weil wir auf etwas warten? Aus Langeweile, zur Ablenkung und zum Zeitvertreib?

Ich bin jedenfalls sehr erstaunt, entsetzt eigentlich, als ich es eines Tages bei mir selbst beobachte. Egal ob in der Kneipe oder am Bahnhof, ich hole tatsächlich reflexartig den Lippenpflegestift heraus, sobald ich kurz alleingelassen werde.

Aus Nervosität oder zum Zeitvertreib einen Lippenpflegestift zu benutzen, das ist schon ziemlich interessant. Ich muss das Thema genauer unter die Lupe nehmen. Schnell ertappe ich mich bei anderen Gelegenheiten. Auch die ersten Sekunden vor und nach Begegnungen überbrücke ich so. Jedes Ankommen und jedes Verabschieden wird vom Lippenpflegestift begleitet. Ich ziehe ihn vor dem Aussteigen aus der Bahn aus der Hosentasche, vor dem Einsteigen in den Bus und im Zweifel gleich noch mal, wenn ich einen Sitzplatz gefunden habe. Ist das gar so etwas wie eine kleine Belohnung, weil ich etwas geschafft habe?

Sobald ich das Haus auch nur für eine halbe Stunde verlasse, muss der Lippenpflegestift dabei sein. In jeder Jacke ist einer verstaut. Plötzlich fällt mir auf, bei wie vielen Gelegenheiten ich immer wieder auf der Suche nach dem Lippenpflegestift bin. Am Morgen bevor ich losgehe, zum Beispiel. Ich durchsuche die Jacke, die ich gestern getragen habe. Die Jacke von vorgestern. Den Rucksack für die Arbeit. Die Schubladen in der Küche. Ich suche den Lippenpflegestift, sonst kann ich das Haus nicht verlassen. Ich suche, wenn ich zurückkomme. Ich kaufe mir manchmal zwei Lippenpflegestifte in einer Woche. Ich deponiere Lippenpflegestifte in der Küche, im Wohnzimmer und im Schlafzimmer. Im Auto und in der Schreibtischschublade im Büro. Ich deponiere sie in Reserve, vergesse sie und verliere sie. Gehe ich mit einer Hose ohne geeignete Taschen los, ist es wichtig, eine Lösung zu finden: Wo bringe ich den Lippenpflegestift unter? An einem Sonntag ist es tatsächlich einmal so weit, dass ich in der ganzen Wohnung keinen Lippenpflegestift finden kann. Zuletzt entdecke ich einen in der Hose, die ich gerade frisch gewaschen aus der Waschmaschine genommen habe. Macht Waschmittel einen Lippenpflegestift unbrauchbar? Ich schwanke tatsächlich zwischen der Benutzung des mitgewaschenen Lippenpflegestifts und dem Besuch einer Wochenendapotheke. Echt jetzt? Am Sonntag extra zur Apotheke laufen wegen eines Lippenpflegestifts? Oder mich doch lieber mit Waschmittelrückständen vergiften?

Als ich beschließe, die künstliche Lippenpflege wegzulassen, bin ich schon recht lange im Geschäft des Aufhörens. Ich habe bereits eine ganze Menge Gewohnheiten hinter mir gelassen und Überflüssiges aus meinem Leben verbannt. Trotzdem bin ich von der Wucht meiner Lippenpflegestiftsucht schockiert. Ich traue mich nicht aus dem Haus ohne Lippenpflegestift. Zu Recht, stellt sich nämlich bald heraus. Zu der psychischen kommt offensichtlich auch eine körperliche Abhängigkeit. Meine Lippen haben verlernt, wie sie sich in der rauen Welt da draußen gegen Kälte, Wärme und Trockenheit schützen sollen. Und das spüre ich. Die Lippen als rau zu bezeichnen, wäre eine gewaltige Untertreibung. Schon nach ein paar Stunden ohne Lippenpflege befindet sich mein Mund in Auflösung. Ich fahre mir im Minutentakt mit der Zunge über die Lippen. Ich überprüfe das Desaster vor jedem Spiegel, der mir in die Quere kommt. Panik erfasst mich. Trotzdem weiß ich ganz genau: Ich will dem Lippenpflegestift nicht mehr hinterherlaufen.

Bin ich damit allein? Wir haben trockene Räume, kalte Luft, heiße Luft, schmutzige Luft. Alles im schnellen Wechsel und manches immer wieder gleichzeitig. Können wir in der modernen Gesellschaft also vielleicht einfach alle nicht mehr ohne Lippenpflege überleben? In der Stadt? Im Winter? Im Sommer? Nicht im Ernst, oder? Absurd: Für eine Weile denke ich tatsächlich darüber nach, ob ich nicht lieber tot sein will als abhängig von einem Lippenpflegestift.

Dann beginne ich endlich, das Problem so anzugehen, wie ich es bei jedem Aufhören mache. Ich durchdenke die möglichen und plane die nötigen Schritte. Wenn der Sprung ins kalte Wasser nicht durchführbar ist, dann muss ich die Sache eben langsamer angehen. Ich reduziere. Nur noch zehnmal am Tag Lippenpflege. Das ist ein Anfang. Für mich schon eine Herausforderung, aber trotzdem. Ich creme nicht mehr, wenn nicht wenigstens eine Stunde seit dem letzten Mal vergangen ist. Irgendwann reduziere ich auf fünfmal am Tag, dann dreimal. Ich creme nicht mehr aus Reflex, nicht mehr aus Nervosität. Ich erwische mich so dabei, wie andere sich beim Nägelkauen ertappen. Ich übe, für immer längere Phasen keinen Lippenpflegestift mehr bei mir zu tragen: eine Stunde, zwei Stunden. Ich konzentriere mich darauf, die Lippenpflegestifte nur noch an ganz bestimmten und sinnvollen Orten aufzubewahren. Ich übe, den Lippenpflegestift unbenutzt wieder wegzupacken, wenn ich ihn gerade nur reflexartig aus der Tasche gezogen habe. Außerdem achte ich jetzt sehr viel genauer darauf, was mit meinen Lippen geschieht. Wann beginnt das Gefühl der Trockenheit? Wie lange dauert es, bis sie wirklich trocken werden? Bis sie zu schmerzen beginnen? Ich ersetze den Lippenpflegestift durch eine Creme aus der Dose. Es muss unpraktisch sein, aufwendiger, wenn ich meine Lippen pflegen will. Ich achte auf die Dosierung. Nicht einfach gedankenlos mit dem Stift vollschmieren. Stattdessen ein kleiner Tupfer, mit der Fingerspitze verteilt. Inhaltsstoffe werden kontrolliert. Reduziert. Brauche ich überhaupt etwas anderes als Fett?

Was ist der Preis, den ich für die eingeschränkte Lippenpflege bezahle? Ich meine nicht das Geld, ich meine den Preis, den meine Lippen bezahlen. Sie sind trocken. Natürlich. Das waren sie ja schon immer. Aufgesprungen waren sie auch oft und immer wieder. Doch jetzt sind meine Lippen ein zerklüftetes, aufgepeitschtes Meer von Hautfetzen. In Makroaufnahme können sie als Kulisse für die Verfilmung eines Bergdramas dienen.

Es gibt schon auch Gutes zu berichten, die ersten schnellen Erfolge bei der Reduktion zum Beispiel. Ich fühle mich auf der Siegerstraße, weil ich keinen Lippenpflegestift mehr herausziehe, nur weil ich nervös bin. Ich verbringe meine Zeit sowieso nicht mehr mit Warten, egal ob mit oder ohne Lippenpflegestift. Trotzdem: Nach dem letzten Rückfall ist vor dem nächsten Rückfall. Die Haut ist jedes Mal wieder aufgesprungen und die Schmerzen sind sofort zurück, sobald ich die Lippenpflege für ein paar Stunden aussetze. Meine Lippen können es einfach nicht mehr allein. Haben sie es jemals gekonnt? Wann ging das los? Hat mich der Lippenpflegestift nicht schon als Kleinkind begleitet?

Ich habe Angst vor dem Essen. Eine harte Brotrinde reißt mir beim Abbeißen Hautfetzen ab. Ich muss mir auf die Zunge beißen, um nicht laut aufzuschreien. Ich erwische mich dabei, wie ich harte und spröde Speisen mit Speichel aufweiche, bevor ich vorsichtig davon abbeiße. So gut es geht, mogle ich das Essen an den armen Lippen vorbei in den Mund. Lippen berühren verboten! Es gibt gute Ratschläge von Freunden und Mitmenschen. Offensichtlich sehen meine Lippen so schlimm aus, dass die Leute meinen, mich darauf ansprechen zu müssen. Sie alle kennen Tricks und haben

Produktempfehlungen für mich. Nahrungsmittel und Heilmittel, die entzündungshemmend wirken. Produkte gegen Herpes und gegen trockene Lippen. Produkte, die eigentlich für Kleinkinder sind und bei Erwachsenen umso besser wirken, und Produkte gegen Mückenstiche, die sich angeblich ebenfalls als äußerst wirkungsvoll für die Anwendung auf den Lippen herausgestellt haben. Es fällt mir sehr schwer, aber ich muss allen immer wieder sagen, dass ich keine Produkte will. Ich bin im Gegenteil gerade dabei, das Produkt, das ich mein Leben lang benutzt habe, endlich loszuwerden.

Schade, dass ich das Wort „Anfangsverschlimmerung" noch nicht kenne. Es wäre mir eine gute Argumentationshilfe und könnte mir Zeit verschaffen. So aber kann ich meine Therapie ohne Hilfsmittel nur erbärmlich schlecht verkaufen. Niemand folgt meiner Argumentation, dass meine Lippen über viele Jahre verlernt haben, mit Kälte, Wärme und Trockenheit umzugehen und dass das jetzt eben dauert, bis sie es wieder erlernen. Ja, auch, dass es mit Schmerzen verbunden ist, will ich, muss ich ertragen. Das alles provoziert natürlich Kopfschütteln. Warum tue ich mir das an? Mein Verhalten wird als Indiz für beginnende Unzurechnungsfähigkeit eingestuft. Mit nur halbherzigem Lachen werden mir Entmündigung und Einlieferung wegen Selbstverstümmelung angedroht.

Dabei wissen sie genauso wenig wie ich, wie unendlich lange es noch dauern wird, bis ich das Haus wieder verlassen kann ohne den Gedanken an die hektische Suche nach der Lippenpflege. Bis ich durch einen ganzen Winter komme. Und durch einen ganzen Sommer. Bis ich wirklich darauf vertrauen kann, dass meine Lippen eigenständig mit den Witterungen klarkommen. Bis ich weiß und mich darauf verlassen kann: Sie werden spröde, aber sie bleiben heil.

Wie schnell soll ein Körper das auch hinbekommen, dem man den Job über so viele Jahre vollkommen abgenommen hat? Hätte ich vorher gewusst, dass es drei Jahre dauern würde, hätte ich vielleicht nie damit angefangen, aufzuhören. Auch mittendrin, als es monatelang keine Fortschritte gibt, will ich immer wieder aufgeben. Ich schramme nur knapp an der Niederlage vorbei. Ich benutze die Creme aus der Dose, aber der Lippenpflegestift muss immer noch an zentralen Stellen zugriffsfähig sein. Ich komme im Kopf nicht davon los. Ich ziehe den Lippenpflegestift immer wieder heraus und lege ihn in einem Akt verzweifelter Selbstüberwindung wieder zurück. Am Morgen, am Abend. An der Tür, wenn ich das Haus verlasse, bevor ich den Schlüssel nehme.

Nach einer Ewigkeit stehe ich an der vermeintlich wichtigsten Schwelle meines Plans: Ich will einen Tag ohne Lippenpflegestift verbringen. Einen ganzen Tag. Ich will das Haus verlassen und keinen Lippenpflegestift in die Tasche stecken. Morgens werde ich die Lippen eincremen, wenn ich gehe, dann wieder abends, wenn ich zurückkomme. Dazwischen: nichts. Ein Vogel, der zum ersten Mal das Nest verlässt, der die Flügel ausbreitet und fliegen muss, der es beim ersten Versuch schaffen muss, weil er sonst abstürzt, kann sich nicht anders fühlen als ich. Ich bin nervös, als ich am Abend zuvor ins Bett gehe. Du wirst nicht abstürzen, sage ich mir immer wieder. Du hast ein Rettungsnetz. Habe ich? Ja, habe ich! Der Lippenpflegestift für den Notfall ist im Auto. Und in der Arbeit. Ich bin ja nicht verrückt.

Leider gibt es den Notfall. Und es gibt noch viele Notfälle. Ich komme einfach nicht durch den Tag. Nicht durch einen einzigen Tag. Und komme ich nicht durch einen Tag, wie soll ich durch eine Woche kommen? Einen Monat? Durch den Winter?

Ich brüte über einer Erklärung. Ein Berater in dieser Angelegenheit spukt schon eine ganze Weile in meinem Kopf herum. Einer, der das Problem vor mir gelöst haben muss. Oder hat er das Problem vielleicht nie gehabt? Die Menschheit kann jedenfalls nicht deshalb überlebt haben, weil immer, wenn nötig, ein Lippenpflegestift zur Hand gewesen ist. Mein Berater ist der Neandertaler.

Der Neandertaler? Ist der nicht ausgestorben? Na ja, dann eben irgendein Urzeitmensch. Jemand aus der Zeit vor dem Lippenpflegestift. Okay, vielleicht hat der anders gelebt. Vielleicht hatte er all die Probleme mit seinen Lippen überhaupt nicht. Immerhin gab es keine trockene Heizungsluft, keine Klimaanlagen, keine Luftverpestung im Straßenverkehr. Möglicherweise war auch sein Körper einfach robuster. Aber egal: Wenn der Neandertaler Lippenprobleme gehabt hat, wie hat er sie gelöst? Hat er sie bemerkt? Bekämpft? Oder gab es einen natürlichen Mechanismus, der dafür sorgte, dass seine Lippen heil blieben oder jedenfalls schnell genug wieder heil wurden? Etwas, das er aus ganz anderen Gründen tat und das aus Versehen auch seinen Lippen half? Mich fasziniert die Idee, dass es vielleicht einfach ein Nebeneffekt war. Ein Zufall.

Im Nachhinein erscheint mir das alles ungeheuer absurd. Ich suche die ganze Zeit nach etwas, das mir helfen soll. Ich denke fortwährend an eine Art von Produkt für meine Lippen. Dabei liegt die Lösung, wie ich ohne Lippenpflege leben kann, genau im Gegenteil. Ich muss noch etwas weglassen. Als ich eines Tages in einem Restaurant sitze, entdecke ich es endlich. Mein Berater von damals befand sich natürlich nie in einer solchen Umgebung, und vermutlich saß er auch niemals an einem Tisch. Er wurde nicht bedient. Die Speisen waren nicht aufbereitet. Es gab keinen Nachtisch.

Die Lösung liegt direkt vor mir, aber ich brauche noch Zeit. Ich greife nach ihr und erkenne sie doch erst im letzten Moment, als ich sie nach der Nachspeise wieder auf den Tisch lege. Die Serviette. Sie ist es. Mein Neandertaler-Berater hatte aller Wahrscheinlichkeit nach keine Serviette. Er hat schön fettige Speisen zu sich genommen und vermutlich nicht sonderlich darauf geachtet, seine Lippen sauber zu halten. Im Gegenteil, immer drauf mit dem triefenden Fett!

Und ich? Ich mache das genau umgekehrt. Ich muss meine Lippen fast reflexartig nach ungefähr jedem Bissen schnell mit der Serviette von den Resten der Mahlzeit befreien. Das ist meine These: Ich kann meinem Körper helfen, indem ich ihn in Ruhe lasse. Indem ich seine Fähigkeiten nicht durch Produkte ersetze. Aber vielleicht darf ich ihm auch nicht jedes Werkzeug stehlen, das er in den letzten paar hunderttausend Jahren gehabt hat. Fette und Öle in Speisen können den Lippen möglicherweise helfen, ohne ihre Funktion zu ersetzen. Meine Lösung ist also ein sparsamer Serviettengebrauch. Ich wische mir die Lippen am besten während des Essens und möglichst lange danach gar nicht mehr ab und mogle keine Speisen mehr an den Lippen vorbei. Ich lasse meine Lippen mit dem Essen in Berührung kommen. Wenn zu viel Zeit zwischen den Mahlzeiten vergeht und trotzdem eine Lippenpflege erforderlich wird, probiere ich es mit Butter oder Apfelstücken, die ich über die Lippen reibe. Ich versuche auch Bananen und Eigelb und noch vieles mehr. Irgendwann achte ich nicht mehr darauf.

Was hilft den Lippen am Ende wirklich? Ein bisschen von allem? Ein paar Dinge doch nicht? Ich weiß es nicht wirklich und will es vielleicht auch gar nicht so genau wissen. Ich glaube, die meisten Menschen wollen sowieso nicht ohne Lippenpflege leben. Und wenn sie es doch wollen, dann sollten sie sich auf jeden Fall ein paar Jahre Zeit nehmen und einfach alles Mögliche ausprobieren. Jetzt, da ich es endlich geschafft habe und meinen Lippen wieder voll und ganz vertrauen kann, egal wo und zu welcher Jahreszeit, kann ich nur sagen: Es lohnt sich. Ich genieße es jeden einzelnen Tag. Und es ist mir vor allem immer wieder ein großes Fest, meine Lippen mit allen Speisen in Berührung kommen zu lassen. Ich bin sicher, mein Berater hat es genauso gesehen.

Wofür Aua ist

Wir haben verlernt, Aua zu sagen. Dabei ist es eines der schönsten Wörter, das wir haben.

Ich kann auch mit dem Kopf Kartoffeln schälen, während ich es mit den Händen tue.

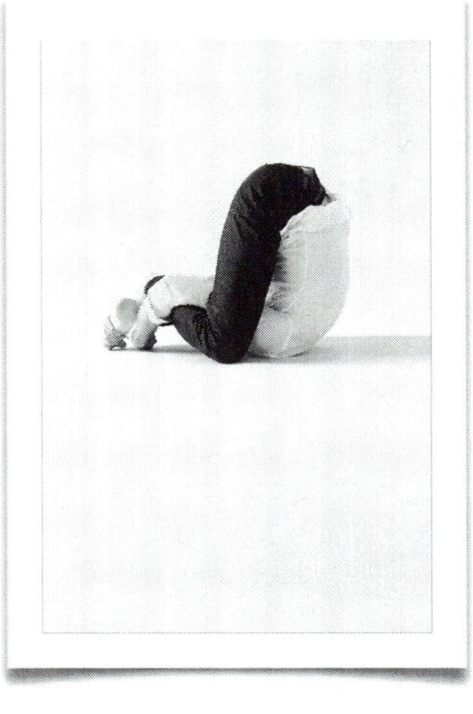

Wer außer sich ist, wer nicht nach angemessener Zeit zu sich selbst zurückkehrt und bei sich bleibt, wer zu Mitteln und Methoden greift, um sich immer wieder selbst zu entkommen, wird mit Kopfschmerzen nicht unter mehreren Stunden bestraft. Mein Kopfschmerz ist in solchen Fällen tatsächlich ein sehr eindeutiger Signalgeber. Wenn ich mit dem Kopf nicht da bin, wo ich bin, nicht der bin, der ich bin, nicht jetzt und hier bin, entstehen Konflikte in mir. Ich schließe faule Kompromisse mit mir selbst, mache mir Vorwürfe, zerbreche mir den Kopf. Mit anderen Worten: Ich kämpfe mit mir selbst oder laufe vor mir selbst davon. Was soll der arme Kopf sonst auch tun, wenn er nicht da sein darf, wo der Kollege Körper ist? Er schreit förmlich danach, dass ich ihn wieder zurückkehren lasse. Ich muss es körperlich spüren, wenn ich es anders nicht akzeptieren kann. Es muss wehtun, wenn ich es anders nicht verstehen will.

Viele Arten von Kopfschmerzen kann ich sehen, bevor die Schmerzen selbst da sind. Ich muss nur in den Spiegel schauen. Bei anderen kann ich die Falten auf der Stirn gut beobachten. Wenn jemand einem Bus hinterherläuft. Wenn jemand mit jemandem redet, ohne ihm wirklich etwas zu sagen zu haben. Ohne ihn überhaupt anzusehen. Wenn jemand eigentlich mit jemand anderem redet, der gar nicht da ist. Wenn er selbst gar nicht da ist. Wenn er hier ist und gleichzeitig ganz woanders. Wenn er drei Dinge gleichzeitig tut.

Wenn ich einen solchen Schmerz des schwelenden Widerspruchs in mir nicht spüre, wenn ich dem Schmerz nicht nachgebe oder ihn ignoriere, wird er zur Krankheit. Schmerzen sind der letzte verzweifelte Rettungsversuch, die Notbremsung nach Überschreiten der Belastbarkeitsgrenze. Ich kann nicht auf Dauer faule Kompromisse mit mir selbst schließen. Aber brauche ich wirklich Schmerzen, um den Widerspruch in mir zu bemerken? Brauche ich die Krankheit, damit ich mich traue, zu sagen: Komm mir nicht zu nahe, ich brauche ein bisschen Zeit für mich. Benötige ich Gliederschmerzen, die mich ruhigstellen? Halsschmerzen, Hautausschlag, Entzündungen, damit ich mich endlich traue, notwendige Abgrenzungen vorzunehmen, um mir meinen eigenen Entfaltungsspielraum zu schaffen und zu bewahren? Brauche ich Bauchschmerzen, Verstopfungen, Magenverstimmungen, damit ich mich endlich auf die Suche nach meiner inneren Balance begebe und Körper und Geist in Einklang bringe?

Ich will keine Notbremsungen mehr auslösen. Ich will in meinem Leben überhaupt nicht mehr bremsen. Trotzdem dauert es, bis ich in der Lage bin, auch nur die offensichtlichsten Warnhinweise zu enträtseln, die Stoppschilder in meinem Alltag zu entdecken und rechtzeitig auf sie zu reagieren. Ich kann langsam genug unterwegs sein, genau mit der richtigen Geschwindigkeit. Ich kann vorausschauend agieren und meine Aufmerksamkeit auf das Wesentliche richten. Trotzdem kostet es mich immer wieder Arbeit und Anstrengung, meine Wahrnehmung ernst zu nehmen. Krankheiten sind mir oft sehr willkommen, mehr, als ich zugeben möchte. Sie nehmen mir unliebsame Entscheidungen ab, ersparen mir unerwünschte Begegnungen. Sie entschuldigen meine Abwesenheit bei ungeliebten Veranstaltungen. Sie rechtfertigen, wofür ich mich vor anderen und auch vor mir selbst nicht rechtfertigen will. Dieser Mechanismus meines

Körpers begleitet mich seit meiner Kindheit, zum Beispiel vor Prüfungen, beim Schulbeginn nach den Ferien und am Montag nach dem Wochenende. Aber habe ich wirklich keine besseren Entschuldigungen als Krankheiten?

In meiner Studie hat sich ein bestimmtes Mittel als hilfreich herauskristallisiert. Es wirkt zuverlässig und ist unbegrenzt verfügbar. Das Mittel heißt ... nein, da muss ich zuvor eine Geschichte erzählen:

Die kleine Lisa aus der Nachbarschaft spielt mit einem Luftballon im Hof. Plötzlich kommt ein Windstoß und weht den Luftballon davon. Lisa läuft ihm nach, stolpert über eine Bodenwelle und stürzt. Was passiert? Sie dreht sich nach der Mutter um und weint. Eltern wissen natürlich: Am wichtigsten ist es, ob man sich nach dem Kind umdreht oder nicht. Lisa weint, weil die Mutter zusieht. Sie will, dass die Mutter zu ihr kommt, sie in den Arm nimmt und tröstet. „Ist doch alles nicht so schlimm", sagt die Mutter. Dann entdecken sie das blutige Knie. Die Mutter holt ein Pflaster. Sie kleben das Pflaster über die Wunde und alles ist wieder gut. Schon wieder verschwunden, das Aua.

Das Mittel heißt Aufmerksamkeit. So, wie sich Lisa der Aufmerksamkeit ihrer Mutter versichert, sind wir uns alle der Aufmerksamkeit unserer Lieben im Unglück sicher. Aber warum eigentlich nur im Unglück? Geht es nicht auch ohne Unglück? Lisa könnte auf die Bodenwelle achten, nicht hinfallen und dafür ebenfalls Lob und Aufmerksamkeit von ihrer Mutter bekommen. Ich kann lernen, jederzeit aufmerksam zu sein. Vielleicht erspart mir das einiges an Unglück. Immerhin habe ich so auch gelernt, nicht bei Rot über die Ampel zu gehen.

Doch die Wahrheit ist: Nichts bekommt so automatisch und blitzartig unsere Aufmerksamkeit wie das Unglück. Wir stürzen uns darauf. Wir möchten es ungeschehen machen oder wenigstens seine Folgen beseitigen. Oder verbergen. Lisas Pflaster ist das Sinnbild dafür, wie wir alles geradebiegen wollen. Mit dem Pflaster kann kein Schmutz mehr an die Wunde kommen. Es gibt weniger Infektionsgefahr. Sollte sie noch ein zweites Mal auf dieselbe Stelle fallen, ist Lisa durch das Pflaster vor einer weiteren Verletzung gut geschützt. Wir verhindern also weiteres Unglück.

Doch viel wichtiger ist ein anderer Punkt: Mit dem Pflaster sieht Lisa das Blut nicht mehr. Die Wunde ist verborgen. Ungeschehen.

Würde es auch ohne Pflaster gehen? Bei Kindern eher nicht. Und bei uns Erwachsenen? Da wehrt sich etwas in uns. Schließlich haben wir von klein auf gelernt, unsere Wunden zu verbergen. Wir rücken ihnen seit jeher mit Pflaster und Verbandszeug auf die Pelle. Warum sollte ich also ohne Pflaster leben wollen?

Die Antwort lautet: Wenn ich meine Wunde verberge, sehe ich sie nicht mehr. Ich nehme keine Rücksicht auf sie. Die Wunde ist einer ihrer wichtigsten Funktionen beraubt. Sie kann mich nicht mehr warnen, mich nicht mehr daran erinnern, dass ich unaufmerksam war, und so werde ich mein Verhalten vermutlich nicht ändern. Wenn ich einen beliebigen erwachsenen Menschen nach dem Grund für ein Pflaster an seinem Finger frage, was sagt er dann? Ach, das ist gar nichts. Wir reden das Unglück klein. Pflaster drauf und schon wieder vergessen. In meinem Kopf ist es so, als sei nichts geschehen.

Doch das Gegenteil ist besser: Spätestens, wenn so ein kleines Unglück passiert, sollte ich es ernst nehmen. Was war die Ursache dafür? Meine Unaufmerksamkeit? Wie kann ich es ändern? Eine Wunde ist wie ein kleiner Beinbruch. Der letzte Hilfeschrei. Anders war meine Aufmerksamkeit offensichtlich nicht zu bekommen. Spätestens jetzt sollte ich Rücksicht auf meinen Körper nehmen. Wer sich das Bein bricht, wird ein anderer Mensch, heißt es. Weil er Zeit hat, darüber nachzudenken, was passiert ist. Weil er sich die Zeit nimmt, herauszufinden, wie es passieren konnte. Weil er jetzt endlich aufmerksam wird auf das, was ihm wirklich wichtig ist und auf was er sich konzentrieren will. Ich habe verlernt, „Aua!" zu sagen. Ich traue es mich als Erwachsener gar nicht mehr. Dabei ist es eines der schönsten Wörter, das wir haben. Es wurde garantiert nicht umsonst erfunden. Es macht mich aufmerksam.

Ich kann mich mit der gleichen Aufmerksamkeit auf seine Ursache stürzen. Ich kann mich darauf aufmerksam machen lassen, dass ich nicht aufmerksam war. Mit all der Energie, mit der ich auf die Wunde aufpasse, kann ich demnächst vielleicht sogar das Unglück ganz vermeiden.

Und noch etwas fällt mir ein: Ich habe einen selbstheilenden Körper. Bestenfalls stört ihn das Pflaster nicht bei seiner Heilung, aber vielleicht hindert es die Wunde daran, zu trocknen, Schorf zu bilden. Mit einem Pflaster mache ich es mir leicht, aber meinem Körper mache ich es vielleicht sogar schwerer. Ich sehe nicht, was mein Körper vollbringt. Ich vertraue dem Pflaster, aber nicht mir selbst. Das will ich ändern.

Ich achte jetzt einfach mal darauf, wie die Wunde verheilt. Mit ein bisschen Speichel hört die Blutung auf. In wenigen Stunden, in denen ich auf die Wunde Rücksicht nehme, bildet sich bereits eine dünne Schicht, die vor Schmutz schützt. Wenn da ein Schmerz war, hat er sich durch ein „Aua!" vielleicht schon halbiert. Bald verändert er sich, wird zu einem leichten Ziehen, und dann verschwindet er ganz. Schon nach zwei oder drei Tagen fällt der Schorf von der Wunde ab. Ich bekomme neue Haut. Ich beobachte sie, schaue mir dabei zu, wie ich heil werde. Es ist mein Körper, der das Wunder vollbringt. Während ich dem Heilungsprozess zusehe, gewinne ich Vertrauen in meinen Körper. Wenn ich mag, kann ich sogar gleich noch etwas weglassen: Wunden brauchen vielleicht nicht immer gleich Salbe. Was immer die Salbe mit meiner Wunde macht, das bekommt mein selbstheilender Körper mit hoher Wahrscheinlichkeit auch selbst hin.

Wie widme ich meine Aufmerksamkeit statt dem Unglück seiner Ursache? Hier ist ein tolles Beispiel: Ein kleiner Schnitt mit dem Küchenmesser, so was passiert mal. Das ist vergessen, bevor es richtig da war. Ist doch wirklich nichts dabei, sage ich schnell. Pflaster darauf und gut ist. Das mache ich jetzt mal anders. Ich überlege sofort, was gerade passiert ist. Ich stürze mich mit meiner ganzen Aufmerksamkeit darauf. Ah, ich habe mich mit dem Küchenmesser geschnitten. Was war los? Nicht aufgepasst? Zu wenig Zeit gehabt? Mit dem Kopf ganz woanders gewesen? Etwa noch nicht aus dem Stau zurück? In Gedanken noch immer am Besprechungstisch in der Arbeit? Vielleicht sind es bei anderen die Hausaufgaben der Kinder? Oder die Einladungskarten für die Geburtstagsfeier? Die Aufmerksamkeit ist so schnell bei allem Möglichen, aber nicht bei der Kartoffel, die ich gerade geschält habe. Habe ich „Aua!" gesagt? Eigentlich bin ich doch selbst jetzt immer noch nicht hier bei der Kartoffel, oder? Im Ernst: Ich kann auch mit dem Kopf Kartoffeln schälen, während ich es mit den Händen tue. Ich muss sogar mit dem Kopf Kartoffeln schälen, wenn ich es richtig machen will. Genau das will ich jetzt versuchen. Und davor schaue ich mir die Wunde an. Ich betrachte den Schnitt in der Haut. Ein Kind, das den Ekel vor Blut noch nicht kennengelernt hat, starrt seine Wunde minutenlang an, schleckt daran oder saugt. Vielleicht hilft auch zudrücken? Es ist meine Wunde! Ich schenke ihr ein bisschen Zeit. Ich kann ruhig mal kurz lächeln. Wenn ich mich dann wieder der Kartoffel zuwende, ist alles ein bisschen anders. Ein Finger ist etwas zur Seite gestreckt. Ich passe auf meine Wunde auf. Aber sonst bin ich ganz für die Kartoffel da.

Der Abschied, der längst fällig ist

Ist sie gereizt, bin ich es, der gereizt ist. Ist sie verletzt, bin ich verletzt.

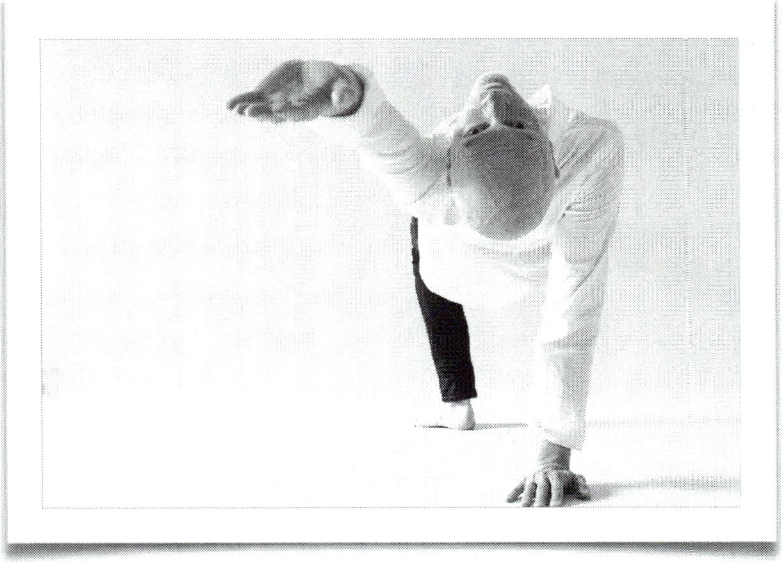

Meine Haut kennt und dokumentiert viele Ereignisse und Begegnungen. Manchmal ist es eine kleine Verletzung, nur ein Schnitt. Manchmal ist es ein spontaner Besucher, eine Entzündung, die kommt und vergeht. Manchmal ein hartnäckiger Dauergast, eine Warze. Sie kommt, aber sie geht nicht mehr. Manchmal lädt sie sogar Verwandte und Freunde ein. Verabschiedet sich eine, gehen sie meist auch alle wieder. Doch dieses Mal bleiben die Besucher. Zwei Jahre sind sie schon da. Ich bekämpfe die Gäste mit allem, was die Apotheke hergibt. Der Arzt bekämpft sie ebenfalls. Er schneidet sie heraus, vereist sie, verödet sie. Doch sie sind nie wirklich weg. Sie verstecken sich nur und kommen in einem unbeobachteten Moment zurück, sobald ich glaube, das Schlachtfeld verlassen zu können. Dann wachsen sie wieder zu ursprünglicher Größe heran oder zum Trotz gar darüber hinaus. Mein Immunsystem hält sich diesbezüglich äußerst bedeckt, bekämpft sie überhaupt nicht. Es ist abgelenkt oder hat Wichtigeres zu tun. Vielleicht sind irgendwo spannendere Entzündungen, gefährlichere Eindringlinge, die in Schach gehalten werden müssen. Eine Immunreaktionsdauerbaustelle, neben der so etwas Harmloses wie ein paar Warzen schnell übersehen werden können.

Bei mir ist im Gegensatz zu meinem unwilligen Immunsystem genau das Gegenteil der Fall: Ich schaue mir die Besucher fortwährend an. Ich beobachte stündlich ihre Gestalt und kontrolliere ihre Wachstumsschübe. Ich habe ganze Tage nichts anderes im Kopf als den Kampf gegen die Warzen, die eine große Superwarze. Ich drücke, zwicke, steche, schneide an ihr herum. Ich versuche, sie unter Klebestreifen zu ersticken.

Wieso widme ich eigentlich meine Aufmerksamkeit immer nur dem Besucher, der sich nicht verabschieden will? Wenn doch vielleicht mit mir etwas nicht stimmt? Sollte ich nicht mehr über mich nachdenken? Über den Teil von mir, mit dem ich hier betroffen bin? Sollte ich nicht einfach statt dem Gast, meiner Haut mehr meine Aufmerksamkeit widmen? Ist sie gereizt, bin ja vielleicht auch und vor allem ich es, der gereizt ist. Ist sie verletzt, bin ich verletzt.

Meine Haut! Sie bedeckt mich rundherum. Sie macht mich als Ganzes aus. Ich lebe in ihr. Ich halte Abstand mit ihr. Ich schütze mich vor Kälte mit ihr und speichere die Wärme unter ihr. Ich kühle mich mit ihr, atme und spüre mich mit ihr. Ich strecke mich nach der Welt aus mit ihr. Ich zeige auf die Welt mit ihr. Ich bin empfindlich, verletzlich in ihr. Ich bin schwach und stark mit ihr, bin Berührter und berühre mit ihr. Ich liege auf ihr und ich stehe und gehe auf ihr. Ich zeige mich mit ihr. Ich grenze mich ab mit ihr. Ich erscheine in vielen verschiedenen Farben mit ihr. Ich beginne und ende mit ihr, bin zugleich drinnen und draußen mit ihr. Ich stecke gern in ihr. Daran arbeite ich jetzt. Ich will mich ganz wohlfühlen in meiner Haut.

Ich widme diese neue Aufmerksamkeit im buchstäblichen Sinn jedem Quadratzentimeter meines Körpers. Ich beobachte mich und höre in mich hinein. Doch, wie so oft, muss ich noch etwas übersehen haben, denn die Warzen sind immer noch da. Erst eine Wurzelbehandlung beim Zahnarzt bringt mich auf die richtige Spur: Mein Immunsystem ist überhaupt nicht faul. Es war tatsächlich anderweitig beschäftig. Es hat sich offensichtlich schon seit vielen Monaten vergeblich mit den Erregern an der Zahnwurzel abgearbeitet.

Die Erkenntnis trifft mich wie ein Schlag: „Wenn die Zahnbehandlung abgeschlossen ist, werden meine Warzen verschwinden", rutscht es mir plötzlich heraus. Der Zahnarzt kommentiert mit einem unaufgeregten Nicken: „Ja", sagt er, „so etwas kommt vor."

Es dauert dann tatsächlich keine zwei Wochen mehr, bis der Abschied gekommen ist.

Der Schmerz, der nicht da ist

Schmerz ist die letzte Möglichkeit meines Körpers, mich zu warnen, weil ich nicht auf ihn gehört habe. Weil ich nicht einmal gegenüber mir selbst aufmerksam war.

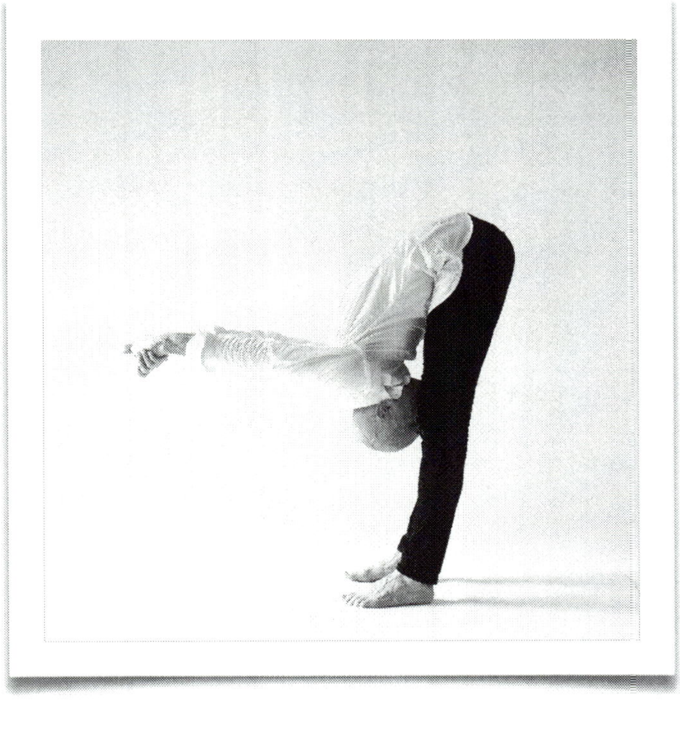

Vor diesem Kapitel möchte ich einen Warnhinweis anbringen. Auch wenn ich ihn für so selbstverständlich halte, dass ich ihn nicht gleich außen auf den Einband kleben muss, ist es trotzdem gut, einmal ausdrücklich darauf hinzuweisen: Dieses Buch ist keine medizinische Beratung. Es ersetzt keinen Besuch bei einer Ärztin oder einem Arzt. Ernsthafte gesundheitliche Probleme erfordern die Hilfe und Betreuung durch entsprechende Spezialisten. Für manche Menschen spielt die eigene Gesundheit vielleicht eine so untergeordnete Rolle, dass sie körperliche Warnsignale übersehen oder sogar absichtlich missachten. Sie werten den Gang zum Arzt vielleicht sogar als Eingeständnis von Schwäche. Das ist definitiv keine gute Idee. Nehmen Sie keine Gesundheitsrisiken in Kauf, nur um nicht gegen Regeln zu verstoßen, die Sie meinen, aus einem Buch herausgelesen zu haben, oder um irgendeinem Status im Beruf oder im Privatleben gerecht zu werden. Für eine Erkrankung benötigen Sie nicht mehr und nicht weniger als fachliche Hilfe, Beratung und Behandlung.

Und auch einen zweiten Aspekt möchte ich an dieser Stelle nicht außer Acht lassen: Echtes Leid mitzuerleben, lehrt mich, stumm vor jeder und jedem Einzelnen niederzuknien, der sich in einer ausweglos erscheinenden Situation trotzdem täglich seinem Schicksal stellt. Wenn man nicht mehr tun kann, als da zu sein, sind alle Ratschläge aus diesem Buch ebenfalls nichtig oder jedenfalls nicht angebracht.

Nur wenn Sie an Ihrem Wohlbefinden arbeiten wollen, wenn Sie sich mit den Möglichkeiten einer Änderung Ihrer Wahrnehmung und Ihres Verhaltens beschäftigen, nur wenn Ihr Leiden diese Bezeichnung kaum verdient und Ihre Schmerzen klein genug sind, dass Sie sie durch eine neue

Aufmerksamkeit vielleicht sogar erst entdecken, nur wenn auch Ihre Ärztin sagen würde, dass Sie eigentlich keine Ärztin brauchen, nur dann und für diese Art von Schmerz freue ich mich, Ihnen mit meinen Studienergebnissen vielleicht ein paar hilfreiche Ideen liefern zu dürfen.

Es gibt in unterschiedlichen Phasen meines Lebens viele verschiedene Schmerzen: Kopfschmerzen, Halsschmerzen, Knieschmerzen, Gelenkschmerzen, saisonale Schmerzen und ganz persönliche Schmerzen. Sie verschwinden und kehren wieder. Vielleicht sind sie mir schon so vertraut, dass ich sie gar nicht mehr bemerke, oder ich ignoriere sie einfach. Verberge ich sie vielleicht sogar vor mir selbst, so ähnlich wie die Wunde unter dem Pflaster? Die häufigste Variante, wie ich es vermeide, meine Schmerzen zu verstehen, ist die, dass ich sie bekämpfe. Dazu steht mir eines der größten Erfolgsprodukte der Menschheitsgeschichte zur Verfügung: Schmerztabletten! Und damit stellt sich mir auch schon die entscheidende Frage. Sie lautet nicht etwa: Geht's auch ohne Schmerzen? Sondern: Geht's auch ohne Schmerztabletten? Warum stelle ich mir diese Frage, wenn Schmerztabletten doch so wunderbar wirken? Weil sie mich dazu verleiten, nur die Symptome zu beseitigen. Die Ursachen ignoriere ich.

Ich beginne, meine kleinen Schmerzen als Signal zu betrachten wie bei einer Ampel. Die Ampel sagt mir, ob ich halten muss oder fahren darf. Wenn ich gegen die Schmerzen kämpfe, ist es, als ob ich die Ampel ausschalten möchte, statt mich ihrer Regelung anzupassen. Ich weiß natürlich, dass damit nichts gewonnen ist. Auch wenn ich die Ampel ausschalte, besteht Regelungsbedarf. Aber was muss in meinem Leben geregelt werden? Muss ich wirklich dauerhaft mit

Schmerzen leben, auch wenn sie schwach sind? Muss ich mich jedes Mal wieder verführen lassen, als Erstes gegen die Schmerzen zu kämpfen, sobald sie auftauchen?

Ich stürze mich jetzt mit der gleichen Energie, mit der ich normalerweise die Schmerzen bekämpfe, auf die Suche nach ihrer Ursache. Solange das rote Licht leuchtet, bleibe ich erst mal stehen und suche.

Grundsätzlich kenne ich einige Schmerzursachen schon sehr gut: Nicht-bei-mir-Sein, Nicht-bei-der-Sache-Sein, das sind die häufigsten von allen. Zu wenig Konzentration und zu wenig Aufmerksamkeit lassen mich Fehler machen. Unachtsamkeit und Fehler führen zu Verletzungen. So ist der Schmerz nichts anderes als ein Schrei nach Aufmerksamkeit. Die letzte Möglichkeit meines Körpers, mich zu warnen, weil ich nicht auf mich gehört habe. Weil ich nicht einmal mir selbst gegenüber aufmerksam war. Wenn ich rechtzeitig auf mich höre, kann ich dem Schmerz also zuvorkommen. Wenn ich auf die kleinen Signale achte, braucht mein Körper die großen gar nicht erst aufzufahren. Vielleicht habe ich Schmerzen, weil ich etwas tue, obwohl ich es gar nicht will. Oder weil ich etwas schon sehr lange will, aber einfach nicht damit anfange. Mache ich etwas zu häufig? Oder zu selten? Ich habe auch schon mal Schmerzen, weil ich bestimmte Teile meines Körpers nicht richtig benutze, zu wenig oder gar nicht mehr. Meine Arme zum Beispiel. Meine Beine. Sogar den Kopf. Vielleicht mache ich etwas zu einer Zeit, zu der ich es nicht tun will. Oder mit Begleitern, die ich nicht mag.

Was ich gerne tue, dem widme ich immer die richtige Aufmerksamkeit, und ich verfolge es mit der richtigen Energie. Was ich ohne inneren Widerspruch tue, das wird mir keine Schmerzen bereiten. Ich schalte meine innere Ampel dafür auf Grün. Tja, so einfach, denke ich, ist das Leben aber nicht. Andererseits: Warum sollte es einfach sein? Ich stelle mir eine Bergwanderung vor. Ich freue mich drauf und bereite mich vor. Dann gehe ich los. Ich gebe mir Mühe und strenge mich an. Stück für Stück nähere ich mich dem Gipfel. Auch wenn ich müde werde, die Schritte langsamer, gehe ich weiter. Immer noch ein bisschen weiter. Ich spüre vielleicht die Müdigkeit, aber ich will auch das Ziel erreichen. Ich sehe ihn ja schon, den Gipfel. Das Letzte, was mir zu dem Bild einfallen würde, ist das Wort „einfach". Doch was ist der Unterschied zu all den Gelegenheiten, bei denen ich mit Hilfe von Tabletten die Ursache von Schmerzen ignoriere und weiter tue, was nicht gut für mich ist? Ich nehme den Schmerz ernst, wenn er wirklich da ist, während ich noch weiter Richtung Gipfel gehe. Der Schmerz hilft mir, meine Grenzen zu spüren. Ich gehe so lange gern, bis es nicht mehr weiter geht. Und das ist immer noch ein bisschen länger gut für mich, als ich vorher vielleicht gedacht habe.

Die Zeitung, die nicht gekauft ist

Verfüge ich nicht selbst über die Macht, dem Gefühl der Ohnmacht zu entkommen?

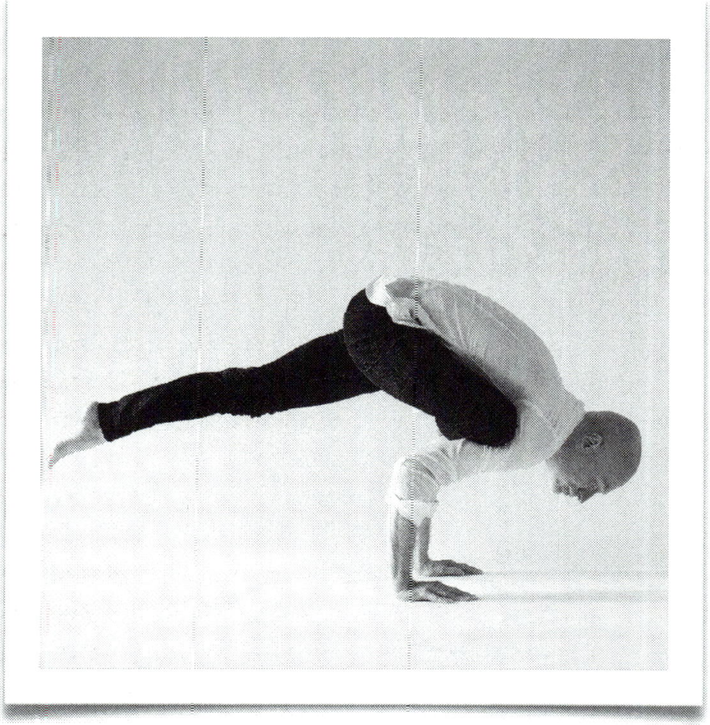

Lästige Gedankenschleifen, Schmerzen oder das eine oder andere kleinere Unglück sind nicht mein Schicksal. Sie trainieren meine Willensstärke und Selbstkontrolle. Die Geschichten, wie ich ihnen entkomme, sind die perfekte Bastelanleitung für mein Wohlbefinden. Hier ist ein Beispiel.

Ich gehe spazieren. Ich habe vergessen, Geld mitzunehmen. Das ist natürlich erst mal kein Problem. Ich nehme oft kein Geld mit, wenn ich spazieren gehe. Ich will ja nur spazieren gehen. Warum sollte ich überhaupt Geld mitnehmen? Warum denke ich jetzt die ganze Zeit darüber nach? Plötzlich fällt es mir wieder ein. Ich will mir doch noch eine Zeitung kaufen. Ich habe das Geld dafür sogar schon abgezählt auf den Tisch gelegt. Das ärgert mich. Ich kann doch jetzt nicht extra dafür umdrehen. Ich schrecke schon davor zurück, auch nur an die Stufen der drei Stockwerke zu denken. Ich bin sie ja heute auch schon für den Müll hinunter- und wieder hinaufgelaufen. Und dann auch noch für die Post und den Einkauf. Meine Füße fühlen sich plötzlich schwer an. Ich hätte erst gar nicht losgehen sollen. Ich bin einfach zu müde heute. Ich würde am liebsten gleich wieder umdrehen. Ich könnte zurückgehen und einfach gar nichts mehr machen. Nicht spazieren gehen und auch keine Zeitung kaufen. Das wäre auf jeden Fall die bessere Entscheidung. Also drehe ich doch jetzt am besten wieder um und gehe zurück. Das erspart mir die drei Stockwerke allerdings auch nicht. Also vielleicht doch weitergehen?

Ich weiß einfach nicht, was ich tun soll. Weitergehen? Umdrehen? Stehen bleiben und mich im Kreis drehen, bis mir schwindlig wird? Ich habe keine Lust zu gar nichts. Was ich tue, ist nicht, was ich will. Ich sehe die Menschen um mich herum. Sie haben Spaß im Gegensatz zu mir. Sie laufen, unterhalten sich, liegen am Fluss, lachen und sind froh. War das ein Tropfen? Ich schaue nach oben und sehe Wolken. Das Wetter wird schlecht. Außerdem riecht es hier an unendlich vielen Stellen nach Urin. Ich kann nicht fassen, wo und wie schlimm es überall nach Urin riechen kann. Wie kann es im Wald nach Urin riechen? Und all die anderen Ausdünstungen sind auch nicht besser. Alles riecht schlecht.

Ich muss an die Zeitung denken. Das wäre ein schöner Nachmittag geworden. Füße hoch. Kaffee. Zeitung. Warum habe ich bloß das Geld nicht mitgenommen? Ich kann sehen, wie es auf dem Tisch liegt. Exakt abgezählt. Ich habe alles vorbereitet. Und dann total versagt.

Das Gedankenkarussell dreht sich weiter und weiter. Unglaublich, wie ich mich in dieses Gefühl der absoluten Ohnmacht hineinsteigern kann, wie ich mich in meiner eigenen Lähmung suhle. Bin ich dieser Situation wirklich derart ausgeliefert, oder kann ich doch irgendwie handeln? Verfüge ich nicht immer noch über die Macht, dem Gefühl der Ohnmacht zu entkommen? Sonst nehme ich das Steuer doch auch immer in die Hand und widme mich einer Aktivität: lese, höre Musik, treibe Sport. Doch das tue ich ja schon. Ich gehe spazieren. Ich tue es, aber ich kriege es nicht mit. Ich merke auch nicht, dass ich immer wieder das Gleiche denke. Mein Kopf dreht sich im Kreis, und das beeinflusst mein Wohlbefinden. Ich wollte mich doch, wenn es mir nicht so gut geht, an die Tage erinnern, an denen es mir gut ging. Ich wollte mir doch einprägen, dass jedes negative Gefühl vorübergeht und wie wenig es bedarf, damit es von einer Minute auf die nächste vorbeigeht.

Und dann, endlich, beschließe ich: Nicht jetzt, aber wenn ich zurück bin, werde ich die Stufen zu meiner Wohnung hochgehen. Ich werde das Geld nehmen und nochmals losgehen. Ich werde diese Zeitung kaufen. Fertig. Das ist alles. Ich werde es tun. Es ist nur eine Entscheidung. Einfach eine Entscheidung. Ich treffe sie und stelle sie nicht mehr infrage.

Bald fange ich an, mich auf die Zeitung zu freuen. Genau die Zeitung, die gerade noch das Problem war, ist jetzt der Grund für mein Wohlbefinden. Alles, was vorher ein Problem war, ist jetzt keines mehr. Wenn ich ehrlich bin, ist mein Leben auf einen Schlag verwandelt. Es riecht plötzlich anders. Ist das Flieder? Die Sonne kommt wieder heraus. Tut sie vielleicht gar nicht, aber ich weiß jetzt schon, dass ich es nachher behaupten werde. Ganz sicher hat sie geschienen. Ich spüre ihre Wärme auf der Haut. Das ist das Gefühl, an das ich mich erinnere. Ich spaziere ein ganzes Stück weiter, als ich ursprünglich wollte. Ich kann nicht aufhören, so schön ist es. Von meiner Müdigkeit ist keine Spur mehr vorhanden. Die habe ich ganz und gar vergessen. Zum Schluss, wieder zurück, laufe ich, immer noch voller Energie, zwei Stufen auf einmal nehmend die Treppen hoch. Ich freue mich jetzt auf einen Kaffee. Füße hoch. Ein bisschen dösen. Träumen. Noch ein paar Sonnenstrahlen hinter der Scheibe spüren. Erst am Abend fällt sie mir wieder ein: die Zeitung, die ich nicht gekauft habe.

Der Gedanke, der schlecht ist

Mit welchem Ziel lasse ich Schlagzeilen mein Leben bestimmen?

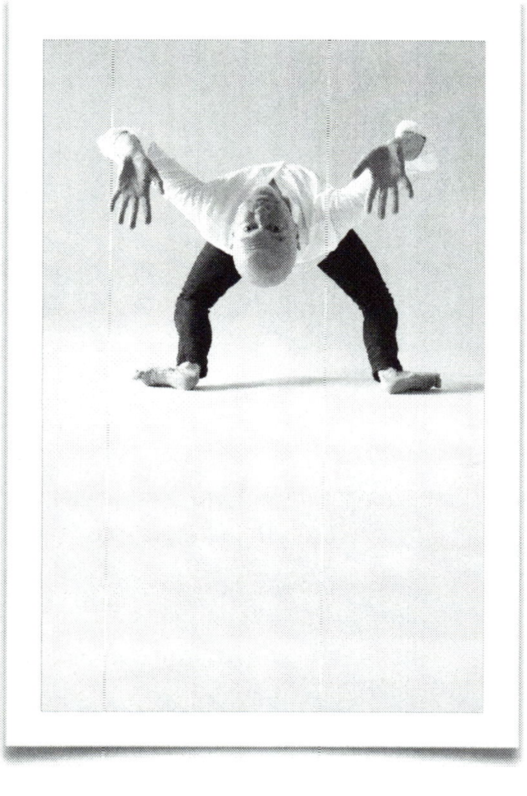

Schlechte Gedanken beginnen in einer Zeit, an die ich mich nicht mehr erinnern kann. Wahrscheinlich, bevor ich überhaupt weiß, was Gedanken sind. Vielleicht ist „Es gibt keine Milch mehr" der erste schlechte Gedanke meines Lebens? In einer etwas späteren Phase lautet die Bedrohung in meinem Kopf vielleicht: „Du kriegst nie wieder etwas zu essen." Nachdem ich nicht allzu viel zu essen brauche oder zumindest die eine oder andere Mahlzeit ausfallen lassen kann, löst die Vorstellung heute bei mir nicht mehr wirklich schlechte Gedanken aus. Aber wenn ich noch ein Wort einfüge, beschreibt es den perfekten Anlass für deprimierte Kinderstunden: „Du kriegst nie wieder etwas Süßes zu essen." Viele Jahre meines Lebens kann ich mir kaum etwas Schlimmeres vorstellen.

Später ist es nicht anders, wenn ich ohne Zigaretten oder Lippenpflegestift überleben soll. Doch mit dem Alter kommen gravierendere Gedanken dazu. Deine Eltern sterben. Deinen Geschwistern oder deinen Neffen passiert ein Unglück. Deine besten Freunde sind nicht mehr für dich da. Du wirst in der Firma gemobbt. Du verlierst deinen Job. Du verlierst deine Wohnung. Du musst auf der Straße leben. Vielleicht auch einfach: Du bist zu doof zum Kartoffelschälen und schneidest dir mit dem Messer den halben Finger ab. Oder: Die Schluckbeschwerden von heute Morgen sind sicher die ersten Vorboten einer furchtbaren Grippe, die dich für eine ganze Woche aus der Bahn werfen wird. Du wirst verrückt, blind und taub, kannst nicht mehr gehen. Die fünf Buchstaben, die am wirkungsvollsten schlechte Gedanken produzieren: Krieg. Die Erinnerung an die Träume, in denen Bomben fallen, so real und so bedrohlich, dass ich meinen eigenen Herzstillstand spüre. Und das, obwohl ich noch nie persönlich einen Krieg erleben musste.

Was sind die fünf schlimmsten Dinge, die dir im Leben passieren können? Es ist ein Spiel, das ich schon seit Ewigkeiten spiele. Ich spiele es mit anderen, aber es geht auch allein. Was ist das Übelste an diesem Spiel? Dass wir uns alle mit Herzenslust darauf stürzen, sobald wir nur die Ankündigung hören. Sobald wir es auch nur denken. Dass wir nie mit größerer Gier zuhören, als dann, wenn wir die schlimmsten Ängste der anderen zu hören bekommen. Dass der Satz „Hast du schon gehört?" allein genügt, um unsere Aufmerksamkeit zu fesseln und uns alles andere vergessen zu lassen. Das Allerschlimmste ist nicht, dass ich so begierig bin, zu hören, was da angekündigt wird, sondern dass ich unfähig bin, es zu ignorieren.

Das Schlimme, das mir im Leben passieren kann, ist in dem Augenblick, in dem ich es denke, schon Wirklichkeit. Es lässt mich und mein Herz stehen bleiben. Es zerstört meinen Rhythmus. Es lässt mich aus dem Takt geraten. Ich höre es, und es ist in meinem Kopf. Meine Gedanken kreisen von nun an darum. Ich werde es für Stunden und Tage nicht mehr los. Selbst und gerade wenn es Dinge sind, die nichts mit mir zu tun haben und weit entfernt von mir sind. Ausgerechnet die Dinge, auf die ich keinen Einfluss habe und auf die ich in keiner Weise sinnvoll reagieren kann, nehmen meine Gedanken am meisten gefangen und erschüttern nachhaltig mein Wohlbefinden. Diese Dinge können mir vielleicht nie passieren oder jedenfalls passieren sie mir nicht jetzt gerade, doch sie sind da. Ich kann ihnen nicht entkommen. Sie sind in mir.

Ich kann nichts anfangen mit ihnen, außer mich mit ihnen im Kreis zu drehen.

Ist es Information oder Unterhaltung, wenn Teilnehmer in einer Sendung immer abwechselnd möglichst viele Lügen über die anderen erzählen oder sich möglichst effektvoll für die Lügen der anderen rächen. Ist es Politik oder eine Castingshow? Warum muss ich Formate konsumieren, deren Hauptzweck es ist, Aggressivität und Drama zu erzeugen? Mit welchem Ziel lasse ich Schlagzeilen mein Leben bestimmen? Ich will da nicht mehr mitspielen.

Ich übe, an einem Zeitungsständer vorbeizugehen. Ich gewöhne mir an, an einer abgesperrten Unfallstelle vorbeizufahren, ohne hinzusehen. Das Blaulicht im Augenwinkel genügt. Ich achte darauf, dass ich die Orte, an denen ich für mich unerträgliche Bedingungen nicht ändern kann, nicht mehr besuche. Weder mit den Füßen noch mit dem Kopf. All das fällt mir erstaunlich schwer. Bei den ersten Versuchen erscheint es mir sogar unmöglich. Doch mit jedem Mal Üben wird es leichter.

Und was ist mit den Dingen, auf die ich Einfluss nehmen kann? Ich arbeite an allem, damit es nicht so schlimm wird, wie ich es mir in meinen Gedanken vorstelle. Ich arbeite an meiner Gesundheit, an meinen Freundschaften und an der Ausgestaltung meiner Arbeit. Fast immer sind die schlimmen Gedanken bereits in dem Augenblick weg, in dem ich die Entscheidung treffe, etwas zu ändern und daran zu arbeiten. Immer wenn ich sinnlos und zu viel über etwas nachdenke, weiß ich, dass ich eine Entscheidung treffen muss. Immer wenn ich diese Entscheidung treffen kann, treffe ich sie, bevor ich zu viel darüber nachdenken kann. Ein schönes Beispiel dafür ist mein Fahrrad. Ich habe Angst, zu spät dran zu sein. Ich überlege, ob Auto oder öffentliche Verkehrsmittel nicht die sicherere Wahl wären. Ich beginne mir auszumalen, wie ich entweder im Stau stehe, den Umstieg verpasse oder zu spät zum Ziel komme. Doch dann greife ich nach meiner Jacke, setze mich auf das Rad und fahre einfach los, bevor ich länger darüber nachdenken kann. Die Fahrt ist praktisch immer schön und ich vergesse, worüber ich zuvor nachgedacht habe. Vielleicht bin ich mit der Radfahrt ein bisschen später dran. Aber bis ich das merke, bin ich meistens schon da. Und am Ziel ist es zu spät dafür, mir darüber noch Sorgen zu machen.

Die Erkältung, die nicht nötig ist

Habe ich bei einer Erkältung das Gefühl, ich muss mir etwas Gutes tun? Warum tue ich das nicht einfach auch ohne Krankheit?

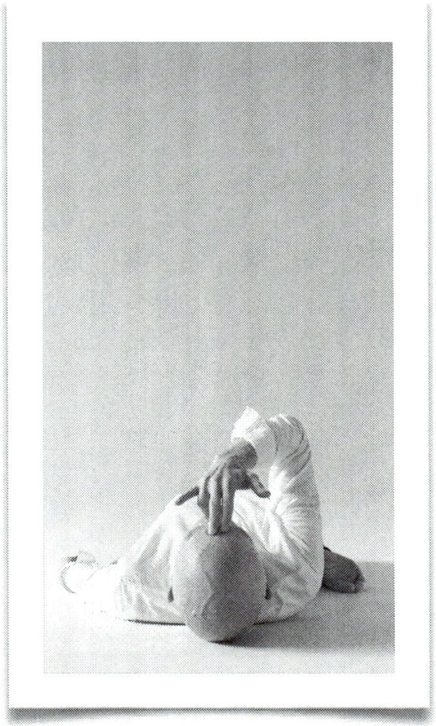

Nach wichtigen Dienstreisen bin ich immer krank. Warum eigentlich? Die Diagnose ist ziemlich einfach: wochenlange Vorbereitungen. Mit den Gedanken bin ich nur noch bei der Arbeit und kriege kaum Schlaf. Ich bin in einer solchen Phase praktisch überhaupt nicht mehr bei mir. Nicht bei Tag und nicht bei Nacht. Ich habe die Schnauze voll von allem Möglichen. Ich setze keine Grenzen, beachte keine Signale. Ich schlafe zu wenig, ernähre mich ungesund. Vielleicht treibe ich zu wenig Sport oder übertreibe es im Gegenteil damit. Ich tue zu lange, was ich nicht tun will, oder tue es anders, als ich will. Ich tue zu viel, zu wenig, zur falschen Zeit oder mit Leuten, die mir nicht guttun. So lange, bis ich flachliege. Ich habe viele Erkältungen, auch schwere.

Doch dann lenke ich in meinem Experiment auch darauf meine Aufmerksamkeit, achte auf meinen Körper, höre auf meinen Körper, bin öfter bei mir. Und jetzt? Brauche ich heute keine Erkältungen mehr, um eine Pause einzulegen? Ich arbeite jedenfalls daran, es nicht mehr so weit kommen zu lassen. Ich versuche, rechtzeitig stehen zu bleiben, wenn mir der Weg nicht mehr gefällt, und ich suche mir einen neuen Gipfel, wenn der alte nicht erreichbar ist. Ich schaue mir nicht lange dabei zu, wie ich ständig Kämpfe mit mir selbst austrage.

Und wenn ich trotzdem eine Erkältung bekomme? Dann kommt mir manchmal immer noch der Gedanke, dass ich sie bekämpfen muss. Das habe ich schließlich von Kindesbein an so gelernt: Erkältungen müssen bekämpft werden. Hunderte Mittel stehen zur Verfügung. Von der Freundin, der Mutter und der freundlichen Apothekerin kommen die Verhaltenstipps und Produktempfehlungen. Dabei habe ich mit der

Wahl der Waffen den Kampf schon verloren. Ich ziehe nur in einen Krieg gegen mich selbst. Ich habe es mit dem Pflaster gelernt und geübt: Der Körper kann das allein. Unternehme ich etwas gegen die Erkältung, unternehme ich etwas gegen die Symptome. Unternehme ich etwas gegen die Symptome, unternehme ich etwas gegen mich selbst. Das ist der Kampf, den ich nicht mehr führen will. Entzündungen, Schmerzen, Schleimbildung, Abhusten, alles Zeichen der Arbeit meines Immunsystems. Das Einzige, was ich noch bekämpfe, ist das Bedürfnis, die Erkältung zu bekämpfen.

Also, los geht's. Erst einmal zwei Schritte zurück, alles noch einmal durchgehen. Wo stand mir der Kopf? Habe ich nicht auf mein Herz gehört? Nicht auf den Körper geachtet? Tut mir leid, da habe ich euch, mir, zu viel zugemutet. Warnung verstanden. In Zukunft denke ich früher daran. Ich ignoriere das nicht mehr! Keine faulen Kompromisse mehr mit mir selbst. Versprochen! Und hey, Immunsystem, Körper, Geist, dann machen wir uns doch jetzt einfach mal ans Werk. Gesund werden ist angesagt, heil werden. Ruhe, neue Kraft und Energie muss her. Und ich verspreche euch, ich werde euch den Job nicht wegnehmen. Die Symptome, die ihr gerade auffahrt, zeigen mir eure Arbeit. Ich störe euch nicht dabei. Ich funke euch auch nicht mit Ersatzmitteln dazwischen. Versprochen! Was es euch schwerer macht, macht's mir ja auch nicht leichter. Im Gegenteil: Seit ich euch eure Arbeit ohne Medikamente machen lasse, wird sie tatsächlich immer ein bisschen leichter. Die Symptome werden schwächer.

Aber Tee muss doch erlaubt sein, oder nicht? Tee kann nicht schaden. Darf ich ein bisschen Honig hineintun, oder ist damit die Grenze schon überschritten? Trinke ich immer Tee? Mit Honig darin? Dann trinke ich natürlich auch während einer Erkältung Tee mit Honig. Oder trinke ich nur Tee wegen der Erkältung? Dann trinke ich Tee gegen die Erkältung. Dann bringt mich der Tee einen Schritt weg vom Vertrauen in meinen Körper. Wenn ich wieder gesund bin, könnte ich glauben, es war der Tee. Ich verzichte so auf das berauschende Gefühl, eines Morgens aufzustehen und festzustellen: Die Erkältung ist weg. Ich bin wieder heil. Das war ich, mein Körper, ganz allein. Ohne Hilfsmittel. Sogar ohne Tee. Darauf kann ich wirklich stolz sein. Ich fühle mich stark. Stärker als zuvor.

Habe ich bei einer Erkältung immer noch das Gefühl, ich muss mir, meinem Körper etwas Gutes tun? Ich muss mir etwas gönnen? Warum tue ich das dann nicht in Zukunft einfach auch ohne Krankheit? Bessere Ernährung? Mehr Ruhe? Mehr Schlaf? Weniger Widerspruch zwischen meinem Kopf und meinem Körper? Brauche ich wirklich eine Erkältung dafür? Vielleicht fange ich wegen einer Erkältung damit an, aber in Zukunft höre ich einfach nach der Erkältung nicht mehr damit auf. Wenn es das Richtige ist, hilft es mir garantiert dabei, dass ich die nächste Erkältung nicht mehr brauche.

Und trotzdem muss ich noch einmal auf den Kampf zurückkommen. Es ist schon sehr schwer, vom Gedanken daran loszukommen. Ich kann das nicht beschönigen. Ich muss sehr viel ausprobieren. Sogar mit Wasser ziehe ich in den Kampf. Wasser gegen Schluckbeschwerden. Wasser kann ja nicht schaden, oder? Doch, denn es ist immer noch der Kampf gegen mich selbst, den ich mit dem Wasser führe.

Erst als ich ohne Erkältung so viel Wasser trinke wie mit einer Erkältung, ist der Kampf vorbei. Erst als ich ohne Erkältung so viel Obst esse und so viel Ruhe und Schlaf suche wie mit Erkältung, ist der Gedanke an den Kampf weg. Erst als es keinen Kampf mehr zwischen meinem Kopf und meinem Körper gibt, ist das Ziel erreicht. Der Kampf ist so weit weg wie der Tee, den ich gegen Erkältungen getrunken habe, obwohl ich ihn sonst nie trinke, und der Honig, den ich nicht mehr zu mir nehme, außer mit Butter auf Brot.

Das Leben, das nicht meines ist

Wenn ich mich in meinem eigenen Leben als Gefangener fühle, kann ich dieses Leben getrost hinter mir lassen.

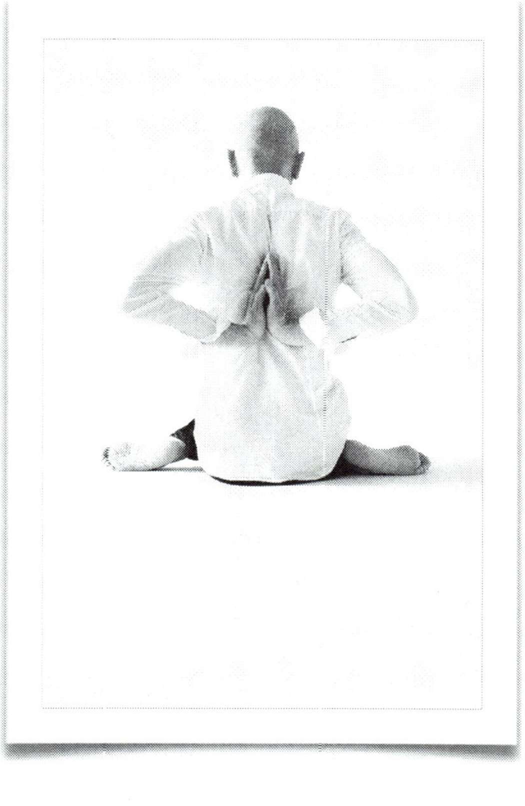

Als Jugendlicher leide ich an einer schrecklichen Milbenallergie. Ich muss nachts zum Schlafen eine Maske tragen, weil ich sonst erst nach stundenlangem Niesen einschlafen kann. Jeden Morgen wache ich mit geschwollenen Augen auf. Ich gehe zu einem Arzt, und der nimmt einen Allergietest vor. Nach wenigen Sekunden flippt er aus, weil er so einen aggressiven Ausschlag noch nie gesehen hat. Wie aus dem Bilderbuch! So sehr er von der Klarheit der Diagnose begeistert ist, so wenig Hoffnung macht er mir auf eine schnelle Lösung. Es gibt erste Medikamente, die eine Linderung der Symptome versprechen. Möglicherweise komme ich auch für eine Desensibilisierung infrage, für die er mir nach dem Verlauf von einigen Jahren ein praktisch beschwerdefreies Leben in Aussicht stellt.

„Jahre?", schreie ich ihm entsetzt entgegen. Ich bin überzeugt, dass ich keinen einzigen Winter mehr überleben werde. Während der Heizungsperiode ist die Allergie mit Abstand am schlimmsten. Als oberstes Prinzip, um eine Milderung der Symptome zu erreichen, ordnet der Arzt an, dass sämtliches organisches Material aus meiner Umgebung zu verschwinden hat. Ich muss auf alles achten, was in den Räumen hängt, liegt und steht, in denen ich mich aufhalte. Teppiche, Couch, Bett, Matratze, Kissen dürfen nicht aus organischem Material bestehen. Die Recherche zu Hause ergibt, dass ich auf einer uralten dreigeteilten Matratze aus Pferdehaar schlafe und mich im Winter unter einer Bettdecke aus Enten- und Gänsedaunen wärme. Von allen übrigen Möbeln, Teppichen, Vorhängen und so weiter muss ich erst gar nichts erzählen. Das Seltsame ist nur: Je mehr ich davon entferne, desto schlimmer wird meine Allergie.

Ich lebe in einem kleinen Dorf und habe dort gewiss keine schlechte Zeit. Ich bin umgeben von meiner Familie und habe viele Freunde in der Schule. Ich durchlebe meine Pubertät vergleichsweise harmlos. Trotzdem kann ich aus heutiger Sicht nur vier Wörter sagen, die eine passende Beschreibung für die Phase der letzten Jahre vor dem Abitur sind: Ich muss da weg! Wohin? Keine Ahnung! Davon habe ich noch keine Vorstellung. Ich lebe bis auf wenige mühsam erkämpfte Abweichungen das Leben und den Rhythmus meiner Eltern. Aber ich will ein anderes Leben führen. Ich muss dieses Leben verlassen, mein Zimmer und den Ort, an dem ich lebe. Ich muss die Menschen um mich herum verlassen.

Normalerweise geht es um das Gegenteil: Menschen zu verlassen oder zu verlieren, macht krank. Ich realisiere erst später, dass ich jemanden, zu dem ich Abstand gewinne, deshalb nicht verliere. Das Gegenteil ist der Fall. Ich habe mein Leben längst verloren, und der einzige Weg, wie ich das alles wiederfinden und neu schätzen kann, ist dadurch, dass ich den Ort und die Menschen erst einmal hinter mir lasse. Ich muss mein eigenes Leben führen. Wie gesagt, damals weiß ich das alles noch nicht. Doch dann ist blitzschnell das Abitur geschafft und ich bin genauso plötzlich weg von zu Hause. Und die Allergie ist ebenfalls weg.

Heute weiß ich, dass ich sehr viel genauer auf mich hören kann. Nur ich kann feststellen: Wenn ich mich in meinem eigenen Leben als Gefangener fühle, wenn ich ein Leben führe, das nicht mehr meines ist, niemals meines war oder jetzt noch nicht meines ist, muss ich dieses Leben hinter mir lassen. Wenn ich das über viele Jahre nicht bemerke und keine Schritte unternehme, um es zu ändern, übernimmt mein

Körper den Job. Ich muss den ganzen Tag und die halbe Nacht niesen und weinen. Ich werde durchgeschüttelt und höre trotzdem nicht die Botschaft: Du hast hier gerade gar kein Zuhause mehr für deine Art zu leben. Ändere es oder geh.

Heute habe ich keine Probleme mehr mit Milben. Ich habe die Allergie vergessen. Ich kann zu Besuch zu meinen Eltern fahren und in meinem herrlichen Zimmer schlafen, in dem vom Teppich über die Matratze bis zu Kissen und Bettdecke alles aus organischem Material besteht. Mit meinem jetzigen, eigenen Leben bin ich gerne zu Gast im alten.

Der Arzt, der nicht verantwortlich ist

Jetzt, wo ich die Verantwortung für mein Wohlbefinden selbst übernehme, merke ich, dass ich sie bisher immer an der Rezeption der Arztpraxis abgegeben habe.

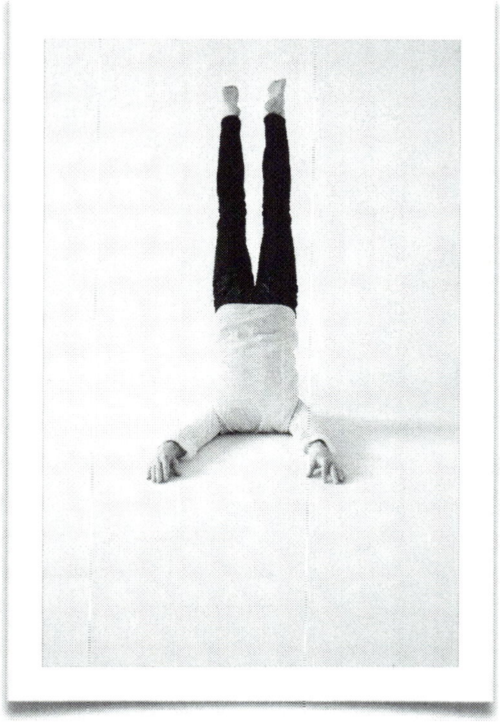

Wer geht schon gerne zum Arzt? Das sage ich so leicht, aber tatsächlich tun das wahrscheinlich eine ganze Menge Menschen. Sie geben es vielleicht nicht zu, aber sie tun es. Der Arzt hört ihnen wenigstens zu. Sie selbst tun es vielleicht zu wenig, sie hören nicht auf sich. Der Arzt sagt Ihnen, was sie sich selbst nicht zu sagen trauen.

Bei mir ist es noch schlimmer: Ich höre nicht auf mich selbst und ich höre auch nicht auf den Arzt. Ich bin immer gegen meinen Willen beim Arzt. Wenn ich überhaupt zu einem gehe, will ich so schnell wie möglich wieder weg. Im Laufe meiner Studie wird mir klar, dass beides zusammen – nicht auf den Arzt hören und nicht auf mich selbst hören – keine sehr gute Idee ist. Vielleicht muss ich ja wirklich seltener zum Arzt, nur in echten Notsituationen. Doch es ist klar: Je weniger ich zum Arzt gehen will, desto mehr muss ich auf mich selbst hören. Ich muss einen wesentlichen Teil meiner Zeit dafür verwenden, mein Wohlbefinden in die eigenen Hände zu nehmen. Wenn ich bei Krankheitsereignissen lerne, meinen selbstheilenden Körper zu beobachten und zu verstehen, wenn ich meinem Bein, nachdem es gebrochen war, langsam wieder alles zumute, wofür es geschaffen ist, wenn ich dem Drang widerstehe, einer kleinen Hautoperation gleich die nächste folgen zu lassen, vertraue ich mir selbst.

Der Arzt fragt mich: „Was fehlt Ihnen denn?" Das frage ich mich nun immer öfter selbst: Was fehlt dir eigentlich? Geht's dir nicht gut? Warum? Was ist los? Kannst du etwas ändern? An deiner Haltung, deiner Einstellung? Kannst du etwas anders machen, etwas lassen? Wenn ich aufmerksam bin, kann ich daran arbeiten. Ich kann mich dabei beobachten, wie ich immer nur auf der Suche nach schlechten Dingen bin. Das kann ich beides lassen, die Suche nach schlechten Dingen genauso wie das Beobachten. Wer sich auf die Suche nach schlechten Dingen begibt, der wird sie auch finden. Ich lasse meine schlechten Gedanken möglichst gar nicht mehr zu und begebe mich auf die Suche nach den guten. Ich frage mich jeden Tag und jede freie Minute: Was kann ich tun, damit es mir gut geht? Jetzt. Morgen. Übermorgen. Anstatt mir Sachen durch den Kopf gehen zu lassen, mit denen ich nicht leben will, fallen mir immer öfter Sachen ein, die mir guttun und Freude bereiten. Je mehr ich daran arbeite, desto weniger Zeit habe ich für Krankheiten und desto weniger brauche ich sie. Es gibt immer weniger Situationen, in denen ich krank werden muss. Ich versuche, möglichst früh zu merken, wenn etwas im Ungleichgewicht ist, wenn meine Aufmerksamkeit abgelenkt ist, wenn mir etwas fehlt. Solange ich noch nicht angefangen habe, gegen eine Krankheit zu kämpfen, bin ich noch offen dafür, mir ihre Ursache zu Herzen zu nehmen.

Seit ich die Verantwortung für mein Wohlbefinden selbst übernehme, merke ich, wie ich genau diese immer an der Rezeption der Arztpraxis abgeben wollte. Wenn ich jemand anderen für die unerwünschten Symptome in meinem Leben verantwortlich mache, ist meine Krankheit erst einmal sein Problem. Die Ursache bleibt aber trotzdem in mir. Wenn ich denke, dass der Arzt es richten soll, werde ich mein Problem vielleicht nie entdecken, gerade weil er erfolgreich ist und die Krankheit verschwinden lässt.

Die Aufmerksamkeit, die geteilt ist

Was ich nebenbei mache, kann ich auch ganz lassen.

Die Aufmerksamkeit, die geteilt ist, ist überhaupt keine.

Was ich mit geteilter Aufmerksamkeit tue, habe ich danach überhaupt nicht getan.

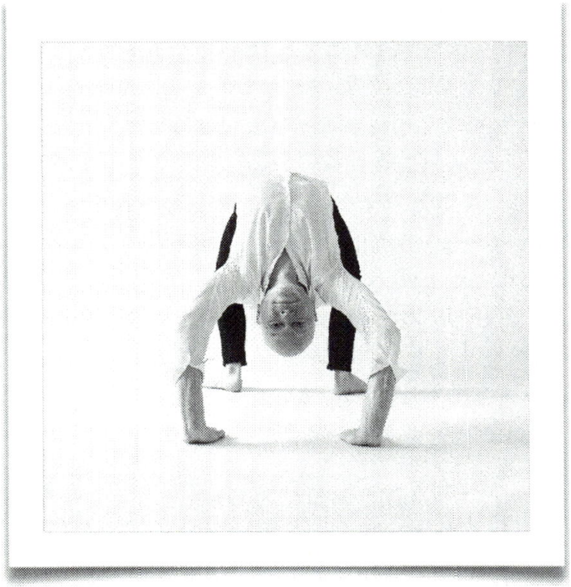

Aufmerksamkeit. Wie oft ist mir dieses magische Wort in meiner Studie schon begegnet, ohne dass ich den vollen Sinn verstanden habe? Wenn ich die Kartoffel schäle, widme ich ihr meine ganze Aufmerksamkeit. Das habe ich gelernt. Was ich mithilfe der Kartoffel unter Aufmerksamkeit verstehe, ist, mit dem Kopf bei der Sache zu sein, bei der auch meine Hände sind. Oder, wie im Falle der Bahn, mit dem Kopf dazubleiben, wo auch meine Füße gerade sind. Das wird belohnt: Mein Leben verläuft Krankheits-, Unfall- und Verletzungsfreier, wenn ich mit meinen Gedanken nicht ständig woanders bin. Es ist wohltuend, bei mir zu sein und bei mir zu bleiben. Angenehmer, als hier und dort gleichzeitig zu sein oder jetzt noch an vorher oder schon an nachher zu denken. Dem, was ich gerade tue, meine volle Aufmerksamkeit zu widmen, bedeutet aber noch mehr als das. Es heißt, ihm in diesem Augenblick meine Zeit ganz zu widmen. Nichts anderem. Immer voll und ganz. Nicht immer mal ein bisschen mehr und mal ein bisschen weniger.

Wir sind in der Lage, vielem ein bisschen von unserer Zeit zu widmen. Wir können eine Zigarette rauchen und dabei mit dem Rad fahren oder gehen. Wir können mit der freien Hand einen Kinderwagen schieben. Wir können mit der Hand, die die Zigarette hält, noch ein Telefon greifen und uns ans Ohr halten. An dem Kinderwagen können wir einen Hund anleinen. Möglicherweise können wir in diesem irgendwie fast alltäglichen Kunstwerk bei entsprechender Wetterlage sogar noch einen Regenschirm unterbringen. Erst wenn dann das Kind im Kinderwagen zu brüllen beginnt, fällt uns auf: Wem oder was habe ich hier eigentlich gerade meine Aufmerksamkeit geschenkt? Dem Falschen? Zu vielem gleichzeitig?

Kann ich das wirklich richten, indem ich meine Aufmerksamkeit ein bisschen umverteile? Ich kann langsamer gehen, sogar stehen bleiben. Ich kann dem Hund sagen, er soll aufhören, zu bellen. Ich kann „Moment mal kurz" ins Telefon sprechen, die Zigarette wegwerfen. Den Regenschirm kann ich am Wagen festklemmen oder gleich auf den Boden fallen lassen. Dann kann ich zu dem Kind in den Wagen schauen und sagen: „Alles ist gut!", und es selbst einen Augenblick lang glauben. Zu den Gefühlen der anderen schweige ich. Der Hund, das Kind, die Gesprächspartnerin am Telefon. Ich, selbst im Regen, lasse sie alle im Regen stehen.

Natürlich muss ich bei mir selbst anfangen. Wenn ich kurz innehalte, kann ich sie entdecken, die Kleinigkeiten, denen ich meine Aufmerksamkeit nicht schenke. Die, für die ich mich nicht aktiv entscheide, aber die trotzdem da sind, auch wenn ich nicht an sie denke. Bei anderen Menschen fällt es mir leichter, sie zu entdecken: Falten auf der Stirn, zusammengepresste Lippen, weit aufgerissene Augen, eng zusammengezogene Lieder. Ein gebeugter Nacken. Ein gekrümmter Rücken. Gehetzter Gang, der Kopf den Beinen um Meilen voraus.

Mein bester Indikator ist der schon besprochene Kopfschmerz. Manchmal kommt er allein davon, dass ich den ganzen Druck, der gerade auf mir lastet, offensichtlich zwischen meinen Zähnen zermahlen will.

Der uralte Streit, ob es möglich ist, mehrere Dinge gleichzeitig zu tun, spielt keine wirkliche Rolle. Mit genügend Training kann ich vielleicht einige Routinetätigkeiten gleichzeitig erledigen. Ob ich dadurch effektiver bin, als wenn ich diese Tätigkeiten nacheinander ausführe, spielt auch keine große

Rolle. Wenn ich mich dabei wohler fühle, alles gleichzeitig zu tun, kann ich mich dafür entscheiden. Allerdings fühle ich mich meistens nicht wohler dabei und achte auch gar nicht darauf. In den meisten Fällen ist es gar keine Entscheidung, viele Dinge gleichzeitig zu tun. Es passiert einfach.

Meine Aufteilung der Aufmerksamkeit bleibt aber nicht unbemerkt. Das Gespräch am Telefon, während dem ich plötzlich parallel eine Nachricht auf dem Bildschirm lese, wird sofort langsamer. Ich spreche in Kurzsätzen, mache Pausen und verwende Floskeln und Standardfragen, die nur Wiederholungen des bereits Gesagten sind. Die Aufmerksamkeit, die ich jemandem oder etwas gebe, nehme ich jemand anderem weg. Das Gefühl, das ich beim anderen erzeuge, bekomme ich zu spüren. Kinder schreien, um sich Aufmerksamkeit zu holen. Hunde bellen, um sich Aufmerksamkeit zu sichern. Und jetzt kommt die zweite Entscheidung, die ich nicht treffe. So, wie ich es zuvor habe geschehen lassen, dass sich meine Aufmerksamkeit beinahe ohne mein Zutun auf viele Tätigkeiten und unterschiedliche Themen, auf verschiedene Personen und Lebewesen verteilt, verteile ich jetzt meine Aufmerksamkeit neu, ebenfalls ohne wirklich darüber nachzudenken. Ich gebe dem meine Aufmerksamkeit, der oder das sie am energischsten fordert. Dem Hund, der laut genug bellt, dem Kind, das scheinbar bis zum Ersticken schreit oder etwas Gefährliches tut. Dem Regenschirm, der zu Boden fällt. Doch was ist eigentlich mein Ziel?

Natürlich weiß ich es längst: Die Aufmerksamkeit, die geteilt ist, ist überhaupt keine. Die Zeit, die ich dem einen widme, ist überhaupt keine, wenn ich sie dem anderen nehme. Was ich mit geteilter Aufmerksamkeit tue, habe ich danach gefühlt überhaupt nicht getan. Es löst nichts aus und bleibt mir nicht im Kopf. Ich habe es einfach nur hinter mich gebracht. Meistens mache ich zwei Dinge gleichzeitig, weil ich eines davon nur hinter mich bringen will. Manchmal mache ich drei Dinge gleichzeitig, weil ich glaube, noch nicht einmal die Zeit für eines zu haben. Manchmal mache ich mehrere Dinge gleichzeitig, um nicht zu merken, dass ich mich gerade selbst nicht ertrage.

Dinge, die ich nicht mag, oder Dinge, für die ich keine Zeit habe, lieber gar nicht zu machen, als ihnen meine geteilte Aufmerksamkeit zu schenken, ist eine schwere Entscheidung. Geteilte Aufmerksamkeit ist dagegen gar keine Entscheidung. Jeder kann sich vorstellen, welches der beiden Dinge passiert, wenn man nicht sehr entschlossen ist und keine Energie aufwendet. Also arbeite ich daran. Ich sage mir immer wieder: Was du nur nebenbei machst, kannst du auch ganz lassen. Wenn du es nicht ganz, hier, jetzt, mit deinen Augen, deinem Mund, deinen Händen, deinen Füßen und deinem Kopf machen willst, ist es nicht wichtig genug für diese Lebensminute. Musik oder Laufen, Bügeln oder ein Film. Coffee to go? Trinken und gleichzeitig gehen? Echt jetzt? Kaffee, dieser Inbegriff von Genuss, Pause und Durchatmen, unterwegs aus dem Pappbecher mit einer Öffnung im Plastikdeckel? Zum Nuckeln! Nicht mein Ernst, oder? Wie kann ich mir das abgewöhnen? Ich nehme mir vor, nicht einmal mehr mit dem Kopf zu wackeln, wenn ich Musik höre, oder mit dem Fuß zu wippen. Wenn ich Musik höre, höre ich Musik. Alles, was ich sonst noch tue, nimmt etwas weg von meiner Aufmerksamkeit für die Musik. Schauen ist schon zu viel. Atmen ist schon zu viel, wenn ich meinen Kopf dafür brauche. Ich achte darauf, wie ich esse. Aufmerksam. Langsam. Jede einzelne Traube, die ich esse, hat meine Aufmerksamkeit verdient. Sie schmeckt sonst weniger gut. Ich versuche, nicht mehr unterwegs zu essen. Ich weiß nichts mehr von dem Essen, wenn ich dabei gegangen bin. Das Essen ist in meinem Bauch, aber ich habe es nicht gegessen. Vom Gehen muss ich so viel Aufmerksamkeit für das Essen abzweigen, dass ich danach nichts vom Weg gesehen habe. Mit Glück bin ich vielleicht einem Unfall entkommen. Wenn ich ganz bei einer Sache bin, bin ich ganz bei mir. So, wie ich die Dinge, Tiere, Menschen um mich herum ansehe, schaue ich auch auf mein Leben. Das will ich auf keinen Fall verpassen.

Der Wert, der geschätzt ist

Je mehr ich alle und alles wertschätze, desto mehr tragen alle und alles zu meinem Wohlbefinden bei.

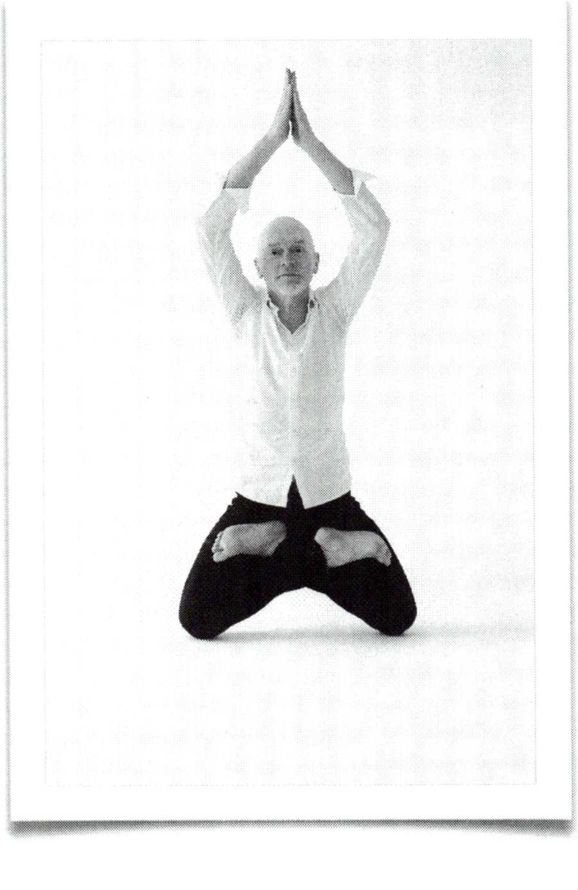

Immer wieder begegnet mir die Theorie, dass alles seinen Preis hat und im Umkehrschluss alles, was keinen Preis hat, nichts wert ist. Also heften wir Preise auch an Dinge und Vorgänge, die eigentlich keinen Preis haben können. An positive und auch an negative, von Verpackung bis CO2. Mit dem Preis wird alles handelbar und seine Bedeutung oft erst einschätzbar. Der Preis steuert die Aufmerksamkeit. Preis, Aufmerksamkeit, Wert.

Ich habe so ein Gefühl, dass ich mir diesen Mechanismus zunutze machen kann. Ich will aber nicht die Belohnung in Form des Preises, sondern in Form der Wertschätzung nutzen. Ich kann alles, was mich umgibt, wertschätzen. Damit kann ich auch mich selbst wertschätzen. Ich kann andere Menschen sehen, sie wahrnehmen, ihnen zuhören, sie achten und beachten, wie ich auf mich hören, mein Befinden und mein Gefühl ernst nehmen kann. Ich kann mich mitfreuen und mitleiden. Ich kann die Firma wertschätzen, die Kolleginnen, die Geschäftspartner. Ich kann den Schalter, auch wenn er am Boden ist, mit dem Finger statt mit dem Schuh betätigen. Ich kann mich hinunterbeugen, statt ihn mit Füßen zu treten. Ich kann das Einwickelpapier, in das das Brot verpackt war, falten, statt es zu zerknüllen, damit es mir etwas wert wird. Ich kann meine Schuhe putzen, meine Möbel pflegen, damit sie mir – wieder – etwas bedeuten, auch wenn sie alt sind. Ich schätze sie und ihre Dienste für mich. Ich kann sie gut brauchen. Ich kann Zahncreme und Waschmittel sparsam dosieren. Reinigung und Pflege, bei denen ich auf mehr als die Kraft der Reibung und meine Hände angewiesen bin, schätze ich umso mehr, je weniger ich dafür von den Mitteln verbrauche. Ich kann Flaschen und

Gläser ganz austrinken. Ich kann Marmelade- oder Honigreste mit heißer Milch aus dem Glas schütteln. Ich kann Teller und Schüsseln ausschlecken, die Reste mit dem Finger aufwischen und den Finger ablecken. Ich kann Handtücher aufhängen, sie mehrmals verwenden. Ich kann Wäsche zusammenlegen, das Bett machen. Über all das freue ich mich, wenn ich später wieder darauf zurückkomme. Je mehr ich alle und alles wertschätze, desto mehr tragen alle und alles zu meinem Wohlbefinden bei.

Der Sitz, der nicht zum Liegen ist

Warum vertraue ich jeder Stuhllehne mehr als meinem eigenen Rücken?

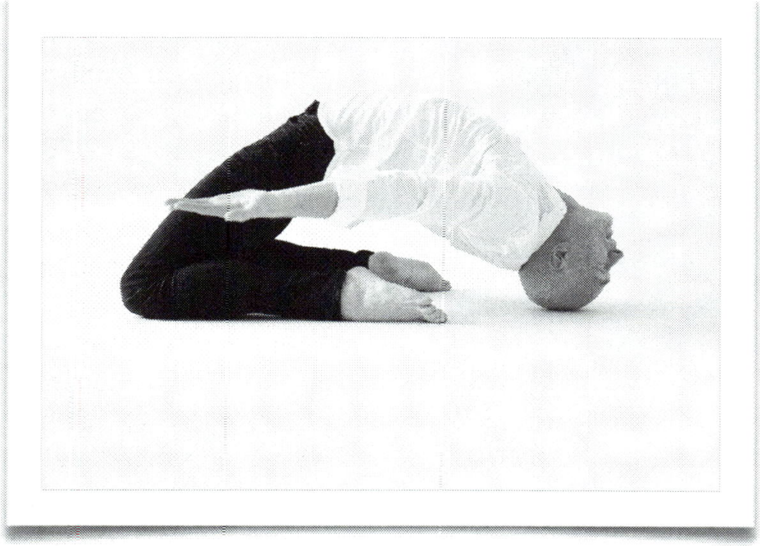

Auf einem längeren Flug fällt mir bei den Sitznachbarn etwas Interessantes auf. Es ist nicht nur das, was sie machen, sondern vor allem die Tatsache, dass es praktisch alle machen. Alle rutschen auf ihrem Sitz herum. Die einen schon nach der ersten Viertelstunde, die anderen eine oder einige Stunden später. Spätestens, wenn sie zu schlafen versuchen, nimmt die Suche nach einer passenden Position an Fahrt auf. Die Passagiere verstellen die Lehne. Sie rutschen auf der Sitzfläche nach vorne. Sie versuchen, den Oberkörper um 90 Grad gedreht in den Sitz zu drücken, Rücken quer zur Lehne, Füße angezogen und zwischen den Armlehnen eingeklemmt. Sie legen ihren Kopf in die Hände. Erst eine Hand, dann die andere, dann beide, eine in der anderen, darauf den Kopf. Alle paar Minuten wechseln sie die Position. Sie drehen sich auf die andere Seite, aber jetzt rutscht ein Bein unter den Vordersitz. Dann drehen sie sich halb durchgestreckt auf den Rücken, kommen aber nicht mit beiden Beinen unter den Vordersitz. Sie rutschen und sie drehen sich weiter und weiter und weiter.

Als ich so darüber nachdenke und überlege, was ich die letzte Viertelstunde getan habe, wird mir klar: Ich mache es genauso. Ich habe es offensichtlich mein Leben lang genauso gemacht. Als Kind im Auto der Eltern, im Zug, im Flugzeug. Wir versuchen, das Beste aus allem zu machen, was uns zur Verfügung steht. Vielleicht ist es nicht immer das Beste, aber wenn etwas da ist, machen wir auch etwas damit. Das funktioniert auch mit Snacks sehr gut. Stellt man Chips, Flips, Erdnüsse oder Salzstangen vor uns hin, greifen wir danach. Wir essen das Zeug, weil es da ist, nicht, weil wir es zuvor beschlossen haben. In einem von zehn Fällen planen wir es vielleicht tatsächlich, fragen danach und freuen uns darauf. In den anderen neun Fällen steht es vor uns und wir essen es. Einfach nur, weil es da ist.

Was bedeutet das für den Sitz im Flugzeug? Benutzen wir ihn, obwohl wir es gar nicht wollen? Benutzen wir ihn, wofür wir ihn gar nicht richtig benutzen können? Wenn wir auf einem Sitz schlafen wollen, versuchen wir doch, etwas zu tun, wofür der Sitz überhaupt nicht geschaffen ist. Die Aussicht auf Erfolg wird sich deshalb immer in Grenzen halten. Der Sitz ist keine Couch.

Plötzlich wird mir klar: Den Versuch, auf einem Sitz zu liegen, kann ich auch lassen. Ich muss mich nicht an etwas anlehnen, das mich krumm macht und unbequem ist. Ich bin es gewohnt, mich anzulehnen. Das habe ich viele Jahre meines Lebens getan und nie hinterfragt. Trotzdem kann ich daran arbeiten, es zu lassen. Ich bin es gewohnt, Halt zu suchen. Wir brauchen alle Halt. Aber warum muss ich mich anlehnen, sobald es möglich scheint? Auch wenn ich mir dafür den Rücken krumm machen muss und danach Schmerzen habe? Warum vertraue ich jeder Lehne mehr als meinem eigenen Rücken? Blitzschnell sinke ich der Lehne entgegen. Ich weiß sie sicher hinter mir. Gedankenlos folge ich immer wieder meiner Gewohnheit und lasse mich zurückfallen. Immer wieder beobachte ich mich dabei, wie ich meine Haltung einem Sitz anpasse, meinen Rücken einer Lehne. Eine Weile benutze ich überhaupt keine Lehne mehr, um dieser Gewohnheit zu entkommen. Gibt es eine Sitzgelegenheit ohne Lehne, nehme ich die. Ich kann mich entscheiden. Auch wenn die Lehne da ist und immer da war, wenn sie mir nicht den richtigen Halt gibt, sitze ich lieber, ohne mich anzulehnen. Ich trainiere meine Rückenmuskulatur dafür.

Wenn mir eine neue Sitzgelegenheit begegnet, prüfe ich, ob sich das Anlehnen lohnt. Ich rutsche ein paarmal hin und her und teste, ob ich mich gut anlehnen kann. Ist es bequemer, zu sitzen, ohne mich anzulehnen, lehne ich mich nicht an. Ich sitze einfach so aufrecht wie möglich da, nehme den Kopf gerade nach oben, die Arme nach vorne und lege die Hände auf den Oberschenkeln ab. Ich bringe die Füße möglichst weit unter meinen Körper. Das habe ich mir von Hühnern abgeschaut, die auf einer Stange sitzend sogar schlafen können. Manchmal hilft ein leichter Kontakt mit der Lehne, um den aufrechten Sitz am Rückenansatz zu stabilisieren. So kann ich die Augen schließen. Jetzt ist es auch egal, ob ich dabei schlafe oder nur ruhe. Ich bin auf jeden Fall entspannt. Stundenlang. Vielleicht wechsle ich die Haltung, aber ich ordne mich nicht dem Diktat des Sitzes und seiner Lehne unter. Ich denke an meine Haltung und erwische mich rechtzeitig dabei, wenn ich mich gegen eine Stuhllehne krümme und mein Rücken sich verspannt. Ich kämpfe nicht mehr gegen einen Sitz und seine für mich untaugliche Lehne. Ich sitze gerade, mit ihr oder ohne sie, und gebe mir selbst Halt, Ruhe und Entspannung, so viel ich brauche. Ich vertraue meinem Rücken.

Das Liegen, das eine Kunst ist

Ich kann mein Gehen, Stehen, Sitzen und Liegen gestalten. Nichts davon bringe ich einfach nur hinter mich.

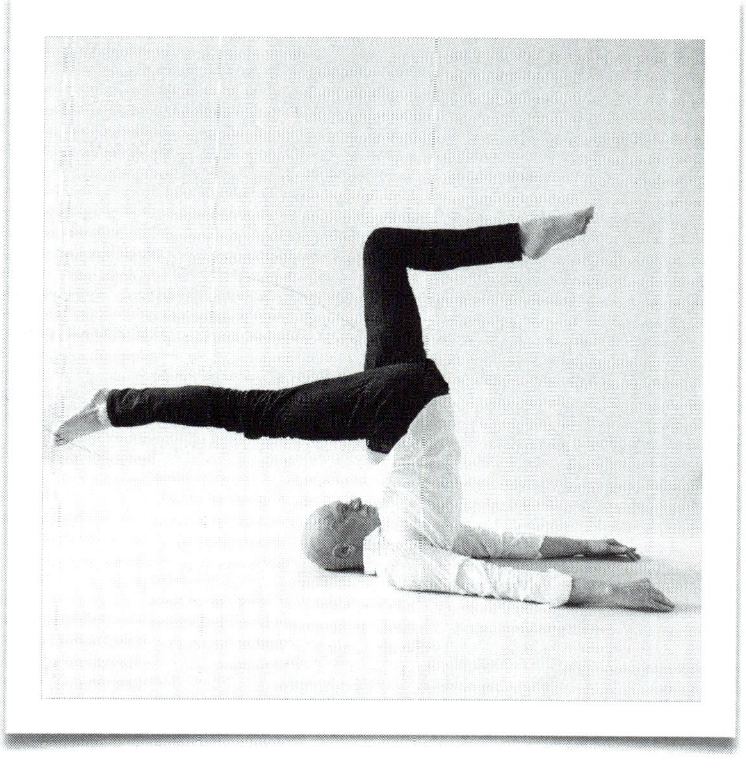

Wie liege ich eigentlich? Kaum etwas tun wir so regelmäßig, kaum etwas nimmt einen höheren Anteil unserer Lebenszeit ein, und doch wird mir erst sehr spät bewusst, wie wenig ich es gestalte. Wie viele Jahre liege ich, wie viele Tausend Mal drehe ich mich um 90 Grad, um 180 Grad, krümme den Körper, verbiege ihn, rolle ihn zusammen, ordne die Arme, die Beine, die Hände, die Füße in allen möglichen und unmöglichen Positionen für ein paar Minuten oder vielleicht doch einmal für ein paar Stunden, nur um sie alle, Gliedmaßen, Oberkörper und Kopf, nach dem Schlaf überrascht ganz woanders im zerwühlten Bett wiederzufinden? Warum tue ich es mein Leben lang, ohne ein einziges Mal darüber nachzudenken?

Tatsächlich wälze und drehe ich mich, sobald ich im Bett liege, in alle möglichen Richtungen und Positionen, doch selten steckt eine Entscheidung dahinter. Dem Vorgang geht keine Überlegung voraus. Wenn es nicht sowieso ein komplett unterbewusster Ablauf ist, kommt bestenfalls das Gefühl zum Tragen, ein Körperteil ist ermüdet und soll entlastet werden oder eine Nasenöffnung ist verstopft und eine neue Position des Kopfes verspricht besseres Atmen durch die andere Nasenöffnung. Unruhe, die sich aufgebaut und irgendwo im Kopf festgesetzt hat, sucht ihre Entsprechung im Körper. Langeweile und Warten auf den Schlaf lassen das Wälzen und Wenden als einzige Gestaltungsmöglichkeit erscheinen, als könnte ich die Hilflosigkeit in der ungeliebten Zeit, die endlich vorbei sein soll, durch Drehen des Körpers abwenden. Natürlich ist meine Haltung im Kopf das Problem, das weiß ich bereits. Ich übe schon länger, nicht mehr zu warten und keine Minuten mehr nur hinter mich zu bringen, aber jetzt endlich komme ich auf die Idee, auch die Zeit des Liegens zu gestalten.

Ab sofort bekommt das Liegen meine volle Aufmerksamkeit. Ich entdecke, welche Positionen ich mit meinem Körper einnehmen kann, welchen Unterschied es macht, wenn ich nur ein kleines Detail an einer Position ändere, und wie lange ich eine Position halten kann, wenn ich mich bewusst für sie entschieden habe. Ich trainiere, die Exaktheit einer Position so genau wie möglich zu treffen. Ich entwickle ein Gefühl dafür, wie ein Körperteil ein anderes beschwert und wie ich mit dem ganzen Körper symmetrisch, entlastet, spannungsfrei ausgebreitet liegen kann. Es ist wirklich eine Übung, eine Kunst eigentlich, mein ganzes Gewicht so homogen zu verteilen, jedem Finger und jeder Zehe seinen und ihren bestimmten Platz zu geben und jeden Wirbel dahin sinken zu lassen, wo er sein soll. Nach und nach mache ich es mir zur Gewohnheit, so oft wie möglich zu entscheiden, welche Position ich einnehme, genau zu wissen und zu spüren, wie ich liege. Ich freue mich auf die Entspannung, die ich damit erzielen kann. Je bewusster ich mich für eine bestimmte Liegeposition entscheide, desto geringer ist das Bedürfnis, sie in der nächsten Minute zu verlassen und durch eine neue zu ersetzen. Mit der Gestaltung meines Liegens steuere ich die Ruhe im Kopf, die auch meinen Körper ruhen lässt. Keine Gliedmaßen über Kreuz und nichts verdreht. Wie machen Tiere das? Kennen sie die Kunst, zu liegen? Liegen sie immer richtig?

Natürlich geht auch das Liegen nicht, ohne dass ich dabei irgendwann etwas weglassen muss. Es ist das Kopfkissen. Es stört. Irgendwann wird mir bei meinen Haltungsübungen bewusst, dass ich das Kopfkissen nie gemocht habe. Es ist da wie die Lehne am Stuhl, also benutze ich es. Ich schiebe es mir hinter den Kopf, unter die Schulter, und manchmal entdecke ich es morgens neben dem Bett. Instinktiv entledigt sich mein Körper in der Nacht des überflüssigen Gegenstandes. Die Positionen, die ich beim Liegen einnehme, erfordern kein Kopfkissen. Es ist wie ein Fremdkörper, ein Hindernis, das beim Hin- und Herdrehen des Körpers die Unruhe des Kopfes noch verstärkt. Also verbanne ich es aus meinem Bett. Damit gewinne ich zusätzliche Freiheit und finde mehr Möglichkeiten zur Entspannung.

Das Instrument, das kein Maßstab ist

Erstaunlich, dass ich mit der Frage nach der Zeit bereits keine mehr habe.

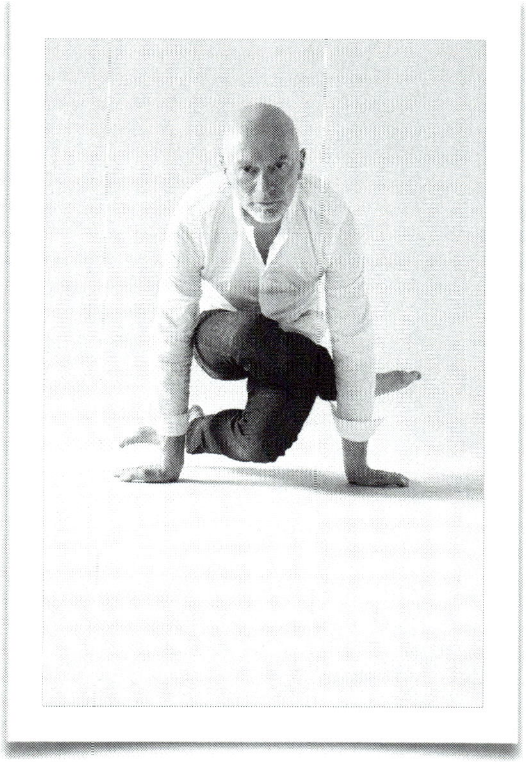

Wann war der Tag, an dem die Vermessung in meinem Leben Einzug gehalten hat? Ich messe den Tag, die Stunde und die Minute. Ich messe mein Gewicht und vielleicht auch noch ein paar Körperfunktionen. Ist es ein bestimmter Tag? Ist es die erste eigene Uhr, mit der meine Vorstellung von Zeit wirklich beginnt? Oder doch erst der Wecker, der mir sagt, dass es Zeit ist, aufzustehen und mich für die Schule vorzubereiten? Die Jahre der Kindheit bin ich, wie die meisten, immer zu früh wach. Eltern wünschen sich zuerst nichts sehnlicher, als dass Kinder schlafen, damit sie selbst morgens wenigstens noch eine halbe Stunde länger Ruhe haben. Das kippt dann irgendwann um. Plötzlich wollen die Kinder schlafen und müssen jeden Morgen mühsam wachgerüttelt werden. Ich stehe allerdings auch noch als Schüler sehr gerne früh auf. Das Gefühl, dass ich sonst nicht genug Zeit habe, verlässt mich nicht. Im Gegenteil. Es schleicht sich in immer mehr Bereiche meines Lebens. Was ich vorher für unbegrenzt gehalten habe, ist jetzt immer zu wenig vorhanden: Zeit.

Aber ist sie wirklich Mangelware, nur weil sie jetzt gemessen wird? Wird sie bei jeder Gelegenheit händeringend gesucht, oder ist nicht immer noch lästig viel von ihr da? Vor Weihnachten habe ich doch immer noch zu viel Zeit. Vor dem Geburtstag. Vor den Ferien. Da eile ich mit dem Kopf weit voraus, dahin, wo ich mit dem Körper noch viele Stunden oder sogar Tage nicht sein kann. Ich zähle die Stunden, weil ich es nicht erwarten kann.

Das bleibt auch im Erwachsenenleben: Zeit im Überfluss ist etwas Negatives. Es ist Zeit, die ich nicht brauchen kann. Zeit, die ich nicht zu schätzen weiß. Zeit, die ich für überflüssig halte und die ich hinter mich bringen will. Bis ich lerne, Langeweile und Warten aus meinem Leben zu entfernen, versuche ich, die Zeit zu vertreiben. Sie mir zu vertreiben.

Wieso kann ich die Zeit ausgerechnet dann, wenn ich sie habe, nicht nutzen und sinnvoll gestalten? Ich mache Dinge nur zum Zeitvertreib. Echt jetzt? Da stimmt doch etwas nicht. Vor dem Urlaub wird die Situation sogar noch paradoxer: tonnenweise Arbeit, die noch erledigt werden muss. Ich habe beim besten Willen keine Zeit. Und doch kann sie nicht schnell genug vergehen.

Es ist beileibe kein großer Schritt zu der Erkenntnis, dass es nicht darum geht, was mir die Uhr sagt. Es geht darum, was ich in meinem Kopf damit mache. In dem Augenblick, in dem ich die Uhr kennenlerne, ändert sich etwas mit der Zeit in meinem Kopf. Wie ich sie mir jetzt vorstelle, da sie gemessen wird, wie ich sie erlebe, wird bereits dadurch offenbar, wie ich nach ihr frage. Ich sage: „Wie spät ist es?"

Keine Frage: Es ist bereits spät, wenn ich mit diesen Worten nach der Zeit auf die Suche gehe. Es besteht die Gefahr, dass es schon zu spät ist. Und wenn es vielleicht noch nicht zu spät ist, ist es jedenfalls ganz sicher nicht früh. Vielleicht frage ich manchmal auch: „Wie viel Uhr ist es?" Doch die Frage lautet nie: „Wie früh ist es?" Das Erstaunliche ist also, dass ich mit der Frage nach der Zeit bereits keine mehr habe. Im Kopf ist die Zeit durch den Wortlaut der Frage praktisch schon vorbei.

Als ich darüber nachdenke, ob und wie ich die Uhr aus meinem Leben entfernen könnte, befällt mich, wie so oft, zuerst eine leichte Panik. Die Uhr sagt dir doch, wie viel Zeit ich noch habe bis zu einem Termin zum Beispiel. Trotzdem:

Wenn mir die Uhr sagt, es ist fünf vor zwölf, dann sagt sie mir nichts anderes als: „Es ist schon fast zu spät. Du hast keine Zeit mehr." Uhren geben mir keine Zeit, sie nehmen sie mir. Praktisch jeder Blick auf die Uhr sagt mir, dass es fünf vor zwölf ist. Und selbst wenn, könnte ich auch denken, dass ich dann immer noch fünf Minuten habe. Fünf Minuten sind besser als nichts. Aber brauche ich dafür die Uhr?

Wenn ich ehrlich bin, weiß ich das auch ohne Uhr. Fünf Minuten können für manche Menschen immens beruhigend sein. Andere haben die Vorstellung eines so getakteten Lebensablaufs, dass sie überzeugt sind, immer genau diese fünf Minuten wären die entscheidenden. Würden sie jedoch andere fragen, würden sie vielleicht erfahren, dass ausgerechnet sie praktisch immer zu spät kommen.

Je öfter ich auf die Uhr schaue, desto öfter habe ich keine Zeit mehr. Mit der Frage, ob ich ohne Uhr leben will, stelle ich also eigentlich die Frage: Wie kann ich aufhören, keine Zeit mehr zu haben? Wie kann ich mir mehr Zeit verschaffen? Kann ich so nach der Zeit fragen, dass ich sie nicht schon mit der Frage verloren habe? Ist diese Auskunft möglich, ohne dass ich Zeit zu verlieren habe? Gibt es eine Uhr, die mir Zeit schenkt, mit der ich Zeit gewinnen kann?

Die Uhr gibt es nicht. Ich habe lange nach ihr gesucht und sie nicht gefunden. Mehr Zeit gibt es nur mit weniger Uhr. Die meiste Zeit gewinne ich schon allein dadurch, dass ich nicht mehr so oft danach frage. Je weniger oft ich auf die Uhr sehe, desto weniger Zeit nimmt mir die Uhr weg. Je weiter weg ich von einer Uhr bin, desto mehr Zeit gibt sie mir in meinem Kopf. Die beste Möglichkeit, nicht mehr so oft auf die Uhr zu sehen und damit mehr Zeit zu haben, schaffe ich mir, indem ich möglichst wenig Uhren um mich herum habe. Die große Küchenuhr mit ihrem bedrohlich lauten Ticktack? Kann weg. Die Armbanduhr, egal ob lästige Fessel oder Statussymbol, kann auch weg. Theoretisch.

So einfach ist die Armbanduhr aber natürlich nicht loszuwerden. Etwas fehlt. Ich traue mich kaum aus dem Haus. Wer bin ich noch ohne Uhr, wenn ich immer jemand war, dessen Uhr geglänzt hat? Die Uhr ist ein nicht ganz unwichtiger Teil meiner Identität. Und außerdem: das Haus verlassen, in die Wildnis gehen, ohne die Uhrzeit am Handgelenk zu tragen? Wie soll ich zurechtkommen im Dschungel des Minutentakts von Beförderung und Arbeitsalltag? Es ist eine ganze Menge Arbeit, bis ich, wenn ich ohne Armbanduhr das Haus verlasse, nicht mehr das Gefühl habe, nackt auf die Straße zu gehen. Aber das Gefühl kenne ich ja schon. Ich habe es lange genug mit beziehungsweise ohne den Lippenpflegestift geübt. Außerdem bietet das Mobiltelefon mehr als nur Ersatz.

Das Mobiltelefon ist eine noch viel umfangreichere Fessel als die Armbanduhr. Dazu gibt es auch noch viel Allgemeines zu sagen, aber im Bezug auf die Uhr-App ist meine Entscheidung klar: Sie erscheint nicht auf meinem Sperrbildschirm, wenn das Display auf dem Mobiltelefon zu leuchten beginnt!

Was kann ich noch tun, um dieses schöne Gefühl, Herr über meine Zeit zu sein, zu steigern? Ich kann aufhören, aus Nervosität auf die Uhr zu sehen. Ich kann aufhören, aus Langweile auf die Uhr zu sehen. Ich kann daran arbeiten, nicht mehr nervös zu sein und mich nicht mehr zu langweilen. Mit dem Blick auf die Uhr mache ich nur das Gegenteil.

Ich steigere sie beide, die Nervosität genauso wie die Langeweile.

Ich ändere, wo immer es geht, den Takt in meinem Leben. Je langsamer der Takt ist, desto mehr Zeit habe ich. Viertelstunden sind besser als Minuten. Die wichtigen Einheiten sind sowieso nicht mehr Minuten oder Stunden, sondern Tagesabschnitte: Vormittag, Nachmittag und Abend. Vielleicht kommen ein früher Vormittag und ein später Nachmittag dazu. Sofern ich den Tag plane, spielt die Zeit dafür keine Rolle. Ich brauche keine Uhr dafür. Die Ereignisse sind in einen Ablauf integriert, bei dem sich die Frage nach der Uhrzeit nicht oder nur selten stellt. Eines kommt nach dem anderen. Jedes kommt zu seiner Zeit. Jedes ist genau dann, wenn es ist. Es kann nicht zu früh und nicht zu spät sein. Mir vorstellen zu können, in welchem Abschnitt des Tages ich mich ungefähr befinde, macht das Erleben der Zeit zu einem Abenteuer. Das will ich mir nicht mehr entgehen lassen. Und das geht nur ohne Uhr.

Draußen auf dem Land genügt ein Blick auf eine ferne Kirchturmuhr. Wenn sie so weit weg ist, dass ich gerade noch in der Lage bin, den großen und den kleinen Zeiger zu unterscheiden, so weit weg, dass ich nicht erkennen kann, ob der kleine schon auf die Vier zuwandert oder noch auf die drei, dann ist alles Nachmittag. Und noch nicht mal ein später.

Der Morgen, der ohne Zeit-nehmer ist

Seit mir kein Wecker mehr jeden Morgen meine Zeit nimmt, habe ich sie einfach.

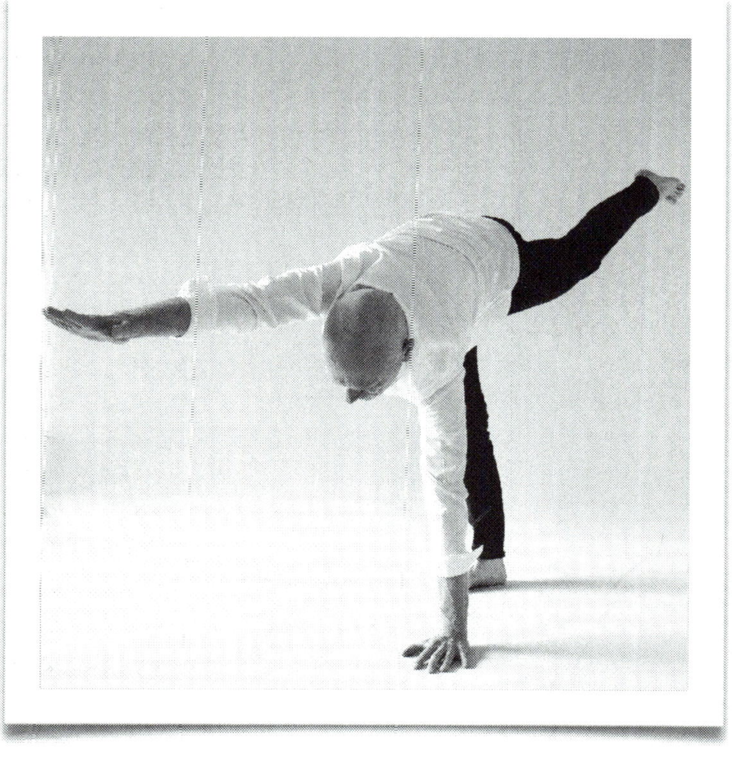

Die meisten Menschen würden von sich vielleicht eher behaupten, dass sie nicht gerne aufstehen. Aber ich freue mich tatsächlich jeden Morgen aufs Neue darauf, dass ich meine Müdigkeit und Anspannung, meine Konzentrationsschwierigkeiten und meine generelle Antriebslosigkeit auch dieses Mal schon beim Aufstehen nicht im Kopf habe.

Wie geht das? Dafür muss ich zu einem speziellen Zeitmessinstrument zurückkommen. Eines, das ich mit noch ein bisschen mehr Freude so weit wie möglich aus meinem Leben entfernt habe als die Uhr. Ein Instrument, dessen Ticken allein schon – vor dem Digitalzeitalter natürlich – eines der größten Bollwerke gegen mein Wohlbefinden war. Den Wecker! Mein letzter Blick auf den Kollegen vor dem Schlafen, sein Ticktack, wenn ich nicht einschlafen kann, und sein unnachgiebiges Leuchten in der Nacht, wenn ich aufwache, alles an ihm bedroht mich fortwährend mit dem Verlust von Zeit. Der Wecker sagt mir nicht nur, wie spät es ist. Er sagt mir, dass er morgen früh wieder einmal alles, was gut ist, beenden wird. Und er sagt mir, dass alles, was danach kommt, schlecht ist. Sonst müsste er ja nicht gewaltsam diese Veränderung herbeiführen. Sonst würde ich doch freiwillig das Richtige tun und aufstehen, oder nicht?

Vielleicht habe ich leicht reden. Ich muss ja nicht jeden Morgen um sechs Uhr aufstehen und zur Arbeit gehen. Allerdings stehe ich jeden Morgen um sieben auf, ungefähr, so ganz genau achte ich ja nicht mehr darauf, und setze mich an die Arbeit. Seit mir kein Wecker mehr jeden Morgen meine Zeit nimmt, habe ich sie einfach. Ich wache auf. Ich stehe gerne auf, lieber als mit Wecker. Vielleicht auch mal müde, aber nie so antriebslos wie früher mit dem Wecker.

Ein Wecker, der mir noch eine Stunde Schlaf geben will, nimmt mir diese Stunde eigentlich. Er sagt: „Du bist zu früh aufgewacht. Du musst wieder einschlafen! Schnell! Nur noch eine Stunde Zeit, bis du aufstehen musst." Statt „Oh weh, nur noch eine Stunde bis ich aufstehen muss" kann ich aber genauso gut sagen: „Oh schade, nur noch eine Stunde, die ich noch so wach sein darf, wie gerade. Aber schön, eine ganze Stunde, in der ich über dies und das nachdenken kann. Meinem Traum nachsinnen. Mich auf etwas freuen, das an diesem neuen Tag passieren wird. Ich liege nur da. Atme. Ich spüre die Ruhe. Ich muss nichts anderes wollen." Ohne Wecker schlafe ich in solchen Situationen manchmal sogar wieder ein. Überrascht wache ich dann am Morgen auf und weiß nicht wirklich, ob ich vielleicht doch gerne wach geblieben wäre.

Nicht schlafen zu können, ist wie Warten: Ich tue etwas, das ich gerade nicht tun will. Aber es findet nur in meinem Kopf statt, und ich kann es ändern. Zu früh und zu spät gibt es ohne Wecker nicht. Warum sollte ich die Zeit, in der ich wach liege, hinter mich bringen? Warum sollte diese Zeit weniger wert sein als die, in der ich schlafe? Nur weil mein Kopf oder mein Körper beschlossen haben, nicht mehr zu schlafen? Vermutlich haben sie einen Grund gehabt. Ich wache auf, wenn ich aufwache. Entweder stehe ich auf, weil ich aufgewacht bin, oder ich schlafe noch mal ein. Oder ich denke über etwas Spannendes nach. Ohne Wecker gibt es keine Zeit zu verlieren und es gibt keine Zeit, die ich hinter mich bringen muss. Nicht, wenn ich ins Bett gehe. Nicht, während ich schlafe, und schon gar nicht am Morgen, wenn ich aufstehe.

Ich habe sehr lange gedacht, ich müsste immer früher aufstehen, als ich will. Ich wollte immer länger schlafen, als ich durfte. Die Wahrheit ist: Ich nehme mir mit dem Wecker die Chance, aufstehen zu wollen. Mit Wecker muss ich aufstehen. Erst wenn ich mir die Frage stelle, ob es auch ohne Zeitnehmer geht, kann ich anfangen, aufstehen zu wollen. Dann kann ich aufwachen und aufstehen, weil ich es selbst will. Und ich wache auf. Mein innerer Takt macht das Aufwachen zu einem Abenteuer, das ich mit Wecker nicht erleben kann.

Was ist, wenn ich doch mal sehr früh aufstehen muss? Ich denke auch dann nicht, dass ich aufstehen MUSS. Wenn es so früh sein sollte, dass ich tatsächlich Sorge habe, zu verschlafen, stelle ich mir vielleicht einen Wecker. Aber warum sollte ich nicht auch um fünf aufwachen können, oder um vier? Und oft ist es auch so: Ich wache tatsächlich eine Minute früher auf, als der Wecker klingelt. Den Triumph gönne ich ihm einfach nicht.

Und da ist noch etwas: Es gibt ja auch noch andere Wecker. Die Sonne zum Beispiel. Was ist an der Sonne anders als an einem Wecker? Sie macht kein schockierendes Geräusch. Stattdessen verführt sie mich zum Aufstehen. Sie pirscht sich langsam genug an mich heran, um meinen Schlaf auf eine angenehme Weise zu ermorden. Und wenn ich doch noch schlafen will, dann tue ich es, nicht gegen die Sonne, sondern mit ihr. Mit einem Lächeln im Gesicht.

Der Atem, der gezählt ist

Mein nächster Moment des Wohlbefindens ist nur einen Atemzug entfernt.

Ich denke darüber nach, was jemand über mich denken könnte, und ich denke darüber nach, was jemand denkt, dass ich über ihn denken könnte, und ich denke sogar darüber nach, wie ich jemand anderem sagen könnte, dass ich nicht so denke, wie er vielleicht denkt, dass ich über ihn denke.

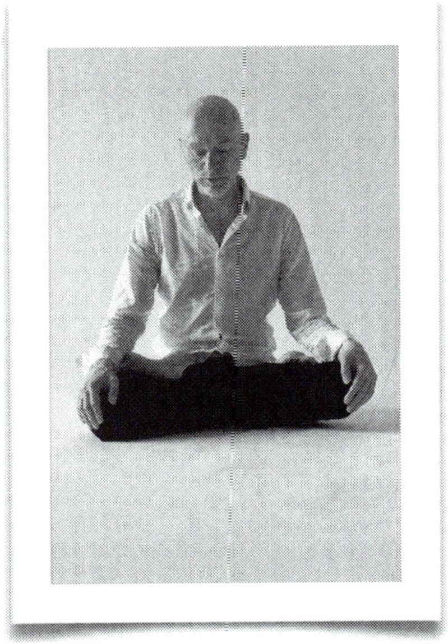

Es gibt unglaublich viele Situationen, in denen es mir nicht gelingt, bei mir zu sein. In denen ich so außer mir bin, dass es mir schwerfällt, zu mir zurückzukommen und bei mir zu bleiben. Ich erwische mich oft dabei nach einem schlechten Traum. Was kann ich tun, wenn ich die unangenehmen Bilder nicht vergessen kann? Wenn ich wach liege mit Problemen im Kopf, die ich jetzt und hier nicht lösen kann? Wenn sich meine Gedanken verselbstständigen und ich nicht aufhören kann, immer dieselben Denkmuster zu durchlaufen? Wie kann ich das berühmte Gedankenkarussell anhalten und das sinnlose Grübeln einstellen? Wie nicht mehr denken, was ich nicht denken will?

Ich weiß, dass ich Opfer meiner schlechten Gedanken bin, aber ich ändere es nicht. Ich glaube, dass es so ist, weil es eben manchmal so ist. Und wenn ich erst einmal schlechte Gedanken habe, komme ich gar nicht erst auf die Idee, dass ich sie vermeiden kann. Ich denke mir im Gegenteil erst recht immer neue aus. Hier sind ein paar aus meiner Sammlung:

Niemand braucht mich.
Niemand mag mich.
Niemand hilft mir.
Niemand denkt an mich.
Ich kann sowieso nichts ausrichten.
Ich mache immer alles falsch.
Ich bin immer nur zweite Wahl.
Die anderen können alles besser als ich.
Die anderen haben viel mehr Spaß.
Ich habe keine wirklichen Freunde.

Ich bin zu nichts nutze.
Ich bin immer an allem schuld.
Ich kann das nicht, was die anderen von mir erwarten.
Ich bin total unwichtig.
Mein Leben hat keinen Sinn.
Ich bin anders als alle anderen.
Ich bin auch nur wie alle anderen.
Ich bin zu dick.
Ich bin zu dünn.
Ich bin zu groß.
Ich bin zu klein.
Meine Nase ist zu lang.

Ich denke darüber nach, was jemand über mich denken könnte, und ich denke darüber nach, was jemand denkt, dass ich über ihn denken könnte, und ich denke sogar darüber nach, wie ich jemand anderem sagen könnte, dass ich nicht so denke, wie er vielleicht denkt, dass ich über ihn denke. Echt jetzt? Habe ich wirklich nichts Besseres zu tun?

Doch, habe ich. Ich arbeite, solange ich die Arbeit an meinem Wohlbefinden schon ernst nehme, genau daran: schlechte Gedanken loszuwerden. Dieses Projekt führt zu einer netten kleinen Sammlung von Weisheiten. Sie stammen aus vielen verschiedenen Phasen meiner Suche und Versuche, mit dem Thema umzugehen.

Schlechte Gedanken tragen nicht zur Lösung deiner Probleme bei. Trenne die Lösung deiner Probleme von deinen schlechten Gedanken.

Denk nicht darüber nach, dass oder warum du gerade einen schlechten Gedanken hattest. Schon das ist Teil deines schlechten Gedankens.

Denk nicht über die Logik deines schlechten Gedankens nach. Er hat keinen Sinn, keine Berechtigung. Er macht nichts besser. Du kannst nichts ändern mit ihm.

Deine schlechten Gedanken beginnen mit der Frage nach ihrer Ursache. Vergiss die Ursache, vermeide die Frage.

Schlechte Gedanken machen sich durch Übertreibung unangreifbar. Du kannst sie nicht in kleinere, lösbare Einzelschritte zerlegen. Du kannst nur ganz auf sie verzichten.

Es ist leichter, erst gar nicht mit schlechten Gedanken anzufangen, als mit ihnen aufzuhören.

Du kannst jeden schlechten Gedanken ohne Schaden sofort vergessen. Schlechte Gedanken sind immer selbst das Problem. Sind sie weg, ist das Problem weg.

Denke nicht, dass du dich um die Lösung eines Problems drücken kannst, indem du es zum schlechten Gedanken erklärst.

Probleme lassen sich durch Denken oder Handeln lösen. Schlechte Gedanken lassen dein Denken um sich selbst kreisen und lähmen dich.

Deine schlechten Gedanken von heute sind der häufigste Grund für deine schlechten Gedanken von morgen.

Dein Denken missbraucht dich für einen Teufelskreis: Schlechte Gedanken erzeugen unangenehme Gefühle und umgekehrt.

Fühlst du dich nicht wohl, begibt sich dein Denken auf die Suche nach neuen schlechten Gedanken.

Denk nicht schlecht von deinen schlechten Gedanken. Kämpfe nicht gegen deine schlechten Gedanken an. Denke gar nicht an deine schlechten Gedanken.

Hör auf, deine schlechten Gedanken zu sein. Solange du so denkst, fühlst du dich ohne schlechte Gedanken nicht wohl.

Vielleicht denkst du, was du gerade denkst, bist du. Aber du bist nicht deine Gedanken. Du kannst entscheiden, welche Gedanken du hast.

Mach fernes Unglück und Leid nicht zu deinem, solange du nicht selbst daraufhin handeln kannst und willst.

Du wirst nicht zum emotionalen Monster oder gefühllosen Zombie, wenn du Schluss machst mit deinen schlechten Gedanken.

Schlechte Gedanken bilden sich gerne nachts. Nimm dir heute schon etwas für morgen vor und steh nicht mit schlechten Gedanken auf.

Bist du wirklich bereit für die guten Gedanken?

Für die positive Wahrnehmung?

Für die schönen Erlebnisse?

Immer mal wieder suche ich mir den einen oder anderen Satz aus diesem Fundus heraus. Ich probiere sie in den verschiedensten Situationen aus. „Du bist nicht deine Gedanken." Ich muss nicht das Opfer meiner Gedanken sein. Stimmt, muss ich wirklich nicht. Ich kann mich über meine Gedanken erheben. Ich kann den einen Gedanken lassen, den anderen haben. Ich bin der Steuermann.

Trotzdem: Beruhigend sind solche Sätze vor allem aus der Ferne. Bin ich gerade wieder mittendrin in meinem Karussell der schlechten Gedanken, stoppt kein noch so schlauer Satz die Drehung auf Knopfdruck. Genau das suche ich aber. Eine einfache Lösung. Eine, die das Problem so mechanisch beseitigt, wie man mit der Schere einen Faden abschneidet. Dabei hilft mir irgendwann endlich eine Idee, die auf der Beschränkung unseres menschlichen Geistes beruht: wir können nicht zwei Dinge gleichzeitig denken. Wir können auch nicht das eine denken und das andere tun. Wir können nicht lächeln und schlechte Gedanken haben.

Ich probiere es aus: einfach lächeln. Es gelingt mir nicht, zu lächeln und gleichzeitig länger als zehn Sekunden meine schlechten Gedanken zu behalten. Vielleicht gelingt es mir nicht, länger als zehn Sekunden zu lächeln, weil meine schlechten Gedanken sich schon länger warmgelaufen haben und sich meine Lachmuskeln erst noch aufwärmen müssen, aber das Gute ist, ich kann sofort wieder mit dem Lächeln anfangen, wenn es mir verloren gegangen ist.

Etwas, das wir ohnehin ununterbrochen tun und das noch besser hilft als zu lächeln: atmen! Ich lerne, dass das, was ich Tag aus, Tag ein, jede Minute meines Lebens tue, eine Aktivität darstellt. Es passiert zwar auch so, und ich kann es für eine sehr kurze Zeit auch lassen. Ich kann den Atem anhalten oder ich kann von etwas so geschockt sein, dass es mir für ein paar Sekunden den Atem verschlägt. Ich kann auch unfassbar schlecht atmen, mit kurzen hastigen Zügen. Ich kann Tage und Wochen lang mit flachem Atem vor mich hin ersticken und dann plötzlich endlich wieder einmal tief Luft holen. Ich kann mit jedem Atemzug nach Luft schnappen und ich kann mit ungünstigem Atmen sogar ein Schwindegefühl erzeugen. Ich kann gegen meinen Bauch atmen, den Bauch zusammendrücken, wenn er eigentlich Platz machen müsste, und ihn hängen lassen, wenn er helfen könnte, die Luft hinauszupressen.

Wirklich erkennen, was atmen bedeutet, kann ich erst, als ich irgendwann Geräusche dazu mache. Ich entdecke das Geräusch des Einatmens und das des Ausatmens. So gierig und angespannt, wie das eine klingt, so entspannend ist das Geräusch des anderen. Ausatmen fühlt sich nach Beruhigung an, nach Entspannung und nach Loslassen. Immer wieder atme ich laut ein und wieder aus. Ausatmen wird meine neue Lieblingsbeschäftigung. Dass mir das bei all dem wundervollen Aufhören und Loslassen in meinem Leben so spät erst auffällt, ist schon sehr erstaunlich. Nicht, dass ich nicht auch weiterhin gerne mit einem kräftigen, tiefen Atemzug den frischen Sauerstoff in mich aufnehmen will, aber ab jetzt wird ein bisschen langsamer und ein bisschen länger aus- als eingeatmet. Das beruhigt schon mal grundsätzlich.

Und dann kommt das eigentlich Spannende hinzu: Solange ich meine Aufmerksamkeit darauf konzentriere, richtig zu atmen, habe ich keine Aufmerksamkeit mehr übrig für andere Gedanken. Auch nicht für die schlechten. Und wenn ich doch zu schnell wieder abschweife, spreche und zähle ich in Gedanken mein Atmen mit. Eins. Zwei. Ein. Aus. Langsam ein. Noch langsamer aus. Es klappt auch mit den Silben. Atmen. Zwei Silben, die erste für ein, die zweite für aus. Die zweite langsamer als die erste. Ich denke, was ich tue.

At-me
Läch-le

Wenn ich mich mit meinen Gedanken im Kreis drehe, wenn ich mich selbst vergessen habe, besteht die Kunst – neben der Tatsache, dass ich es überhaupt erst einmal merken muss – darin, mich von dem zu entfernen, das dafür gesorgt hat, dass ich mich vergesse. Vielleicht müssen manchmal die Beine mithelfen. Aufstehen. Weggehen. Hinausgehen. Dann komme ich langsam wieder zu Atem, Hände und Füße werden durchblutet und wieder warm, und danach kommt irgendwann auch der Kopf wieder zu mir zurück. Hallo Düfte, Hunger, Durst! Ich habe diese Minute. Sie ist meine. Ich muss nichts denken. Der Kopfschmerz, das Grummeln im Bauch, das Brodeln der Magensäure, es geht alles weg. Während ich langsam ein- und noch langsamer wieder ausatme, denke ich nichts anderes mehr. Ich muss nur wiederholen: at-me, läch-le. Ich tue genau das, was ich stumm vor mich hinsage.

Lasse ich mich trotzdem wieder ablenken? Natürlich. Ich verfalle immer wieder in die lästigen negativen Gedanken. Sie kapern mein Bewusstsein. Sie wollen mich nicht loslassen. Dann wird das Atmen hektischer. Doch wenn ich aufmerksam bleibe, bemerke ich es und greife ein. Es ist immer wieder von Neuem möglich, zum richtigen Atmen und zum Lächeln zurückzukehren. Ich kann noch aufmerksamer, noch langsamer atmen. Ich kann nach dem Ausatmen ein bisschen warten, bis ich wieder einatme. Ich habe Zeit. Ich kann, ich muss nichts anderes denken. Ich kann einen bestimmten Ort dafür aufsuchen, mich vom Bett auf die Couch begeben. Hier muss ich nicht schlafen. Ich muss mich nicht krampfhaft ablenken und dabei immer wieder scheitern. Hier kann ich einfach zu mir kommen und bei mir bleiben. Ich kann Geräte und ihre Nachrichten für eine Weile meiden, vielleicht nur für eine Viertelstunde. Vielleicht reichen sogar schon fünf Minuten. Ich kann mich frei machen von den Einflüssen, die mich sonst immer wieder auf das nächste Gedankenkarussell hieven. Ein befreiendes Gefühl macht sich in meinem Kopf breit und durchläuft meinen Körper. Ich sitze oder liege ruhig da. Jetzt kann ich meine Entspannung hören. Ich kann das Geräusch beim Ausatmen hörbar machen. Ich kann die Erleichterung im ganzen Körper spüren. Der Bauch hebt sich ganz langsam, während er sich mit Luft füllt, und sinkt noch langsamer wieder zusammen. Ich lasse los. Ich

at-me,
läch-le.

Ich bin
bei mir.
Jetzt hier.

Der Sport, der nicht meiner ist

Ich spüre, dass mir etwas fehlt. Ich spüre, dass da noch etwas anderes sein muss.

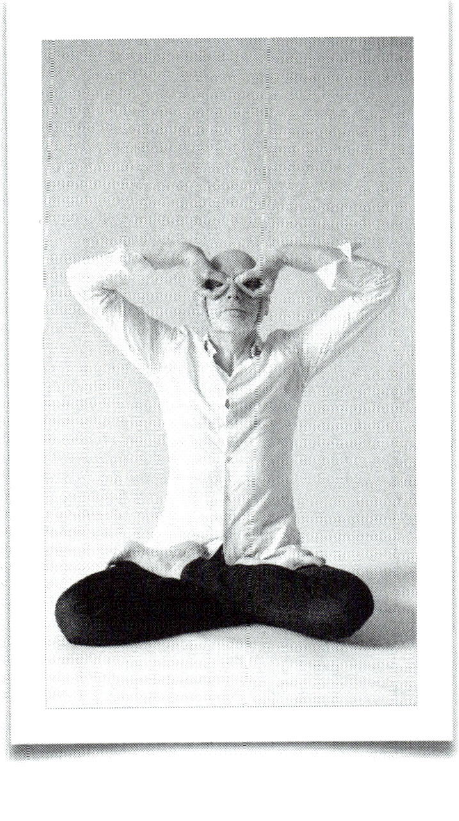

Als ich zum ersten Mal Inlineskaten gehe, bin ich schon Inlineskater. Ich denke überhaupt nicht darüber nach, dass man das vielleicht lernen muss. Ich fahre einfach los. Im nächsten Augenblick bin ich auch schon mitten in der Stadt und im Straßenverkehr. Erst jetzt merke ich, dass ich gar nichts kann, dass ich noch nicht einmal ruhig stehen bleiben kann. Trotzdem laufe ich noch einmal zappelnd los. Ich torkele nur von einer Ausgleichsbewegung in die nächste, um den unvermeidlichen Sturz hinauszuzögern. Ich rolle auf eine rote Fußgängerampel zu und weiß: Ich kann nicht anhalten. Schließlich pralle ich mit dem ganzen Körper gegen die Ampel und umschlinge sie mit beiden Armen. Um zu bremsen. Um nicht umzufallen. Um mich festzuhalten und das Zittern am ganzen Körper in den Griff zu bekommen.

Meine erste Fahrt auf Skiern fällt mir ein. Auch dabei kommt mir nicht in den Sinn, dass man das lernen muss. Ich stelle mich auf die Bretter und rutsche den Berg hinunter. Der ist nicht steil, und ich muss eine ganze Weile nichts steuern. Irgendwann taucht aber ein Zaun vor mir auf, und jetzt müsste ich lenken oder bremsen. Von beidem habe ich keine Ahnung. Der Zaun rückt näher und näher. Die krampfhaften Versuche, mit den Stöcken eine Richtungsänderung auszulösen, ändern leider überhaupt nichts. Am Ende habe ich zwei Option, die beide wenigstens blaue Flecken nach sich ziehen werden: mich in den Schnee fallen lassen oder auf den Zaun prallen. Ich zögere und zögere. Doch halt, kurz vor dem unvermeidlichen Zusammenprall mit dem Zaun fällt mir noch eine dritte Lösung ein: Ich nehme die beiden Stöcke vor den Oberkörper und ramme die Spitzen direkt vor mir in den Boden. Der Zaun bleibt verschont, aber die Stöcke bohren sich in meinen Bauch und ich entgehe nur knapp ein paar Rippenbrüchen. Außerdem mache ich einen halben Überschlag und verstauche mir bei der unsanften Landung den rechten Fußknöchel. Danach ist Schonung angesagt, Skifahren für den Rest der Woche abgesagt. Aber die Lust ist mir ohnehin vergangen. So bleibt meine erste Fahrt auf Skiern tatsächlich auch meine letzte.

Warum ich mit dem Jonglieren aufgehört habe, weiß ich gar nicht mehr genau. Als ich darüber nachdenke, wundere ich mich. Natürlich war ich in meinem Kopf schon Jongleur, bevor ich den ersten Ball in die Luft warf, aber in meiner Erinnerung konnte ich tatsächlich erstaunlich schnell und recht gut jonglieren. Wahrscheinlich habe ich einfach vergessen, wie oft und wie viele Jahre ich mich immer wieder nach den Bällen gebückt habe. Außerdem waren da sicher äußerst geduldige Nachbarn unter mir, die all den Lärm ohne einen einzigen Protest erduldet haben.

Ich bin lange auf der Suche nach meiner Art von Sport. Laufen soll ja gut sein. Zwanzig Minuten laufen, und alle schlechten Gedanken sind wie weggeblasen. Bei mir funktioniert es leider nicht. Wenn ich mich mehr als dreimal im Jahr zum Joggen aufmache, kostet es mich schon Überwindung. Meistens bin ich danach nur froh, dass es wieder vorbei ist. Doch wenn ich es nur hinter mich bringen will, weiß ich, dass es nie zu meiner großen Leidenschaft werden wird. Wenn ich es trotzdem manchmal tue, dann in einer unbeanspruchten Stunde, ohne groß darüber nachzudenken. Dann laufe ich und überlege, ob die Zeit wirklich reicht. Muss ich schon umdrehen? Nur noch eine halbe Stunde übrig. Mir läuft die Zeit davon. Etwas, von dem zu wenig da ist, ist meistens etwas

Gutes, wichtiges, schönes. Der Trick funktioniert tatsächlich. Wenn auch nur zwei oder dreimal im Jahr. Wenn ich mich selbst überlisten muss, habe ich das Eigentliche am Sport, meinen Sport, wahrscheinlich noch nicht gefunden. Ich denke über die Dinge nach, die ich ohne Überwindung mache. Spazieren gehen. Ich nehme vielleicht sogar dieselbe Strecke wie beim Laufen, aber es ist eine vollkommen andere Wahrnehmung. Es ist nicht unbedingt Sport, aber immer schön.

Warum muss ich Sport treiben? Ich möchte so gern behaupten, dass ich nur einem öffentlichen Diktat folge, und damit die Suche nach meiner Sportart beenden. Nur weil alle Sport treiben, muss ich es noch lange nicht tun. Das ist aber nicht der Fall. Das Bedürfnis steckt in mir. Irgendetwas treibt mich zur Bewegung. Radfahren, Bergwandern, das mache ich sehr gerne mit Freundinnen und Freunden. Was immer ich sonst noch kennenlerne, mitmache, egal, wie viel Freude es mir macht, es ist noch nicht in dem Maße meins, wie ich fühle, dass es meins sein müsste. Ich spüre, dass mir etwas fehlt. Ich spüre, dass da noch etwas anderes sein muss. Ich hüpfe auf der Stelle im Rhythmus zur Musik. Ich mache schnelle Schritte, tänzle vor und zurück und im Kreis. Ich kann mich dabei verausgaben, und die Musik lässt mich die Anstrengung vergessen. Das kostet mich kaum Überwindung, und außerdem kann ich es zu Hause im Wohnzimmer machen. Ich verbessere meine Koordination, und ein bisschen Muskelaufbau ist vielleicht auch dabei. Danach bleibe ich eine Viertelstunde reglos stehen und konzentriere mich. Ist es das also? Ist das mein Sport? Ich wünschte, ich würde die Frage nicht stellen. Offensichtlich bin ich immer noch auf der Suche.

Das Ideal, das nicht gewogen ist

Muss ich meine Zweifel messen?

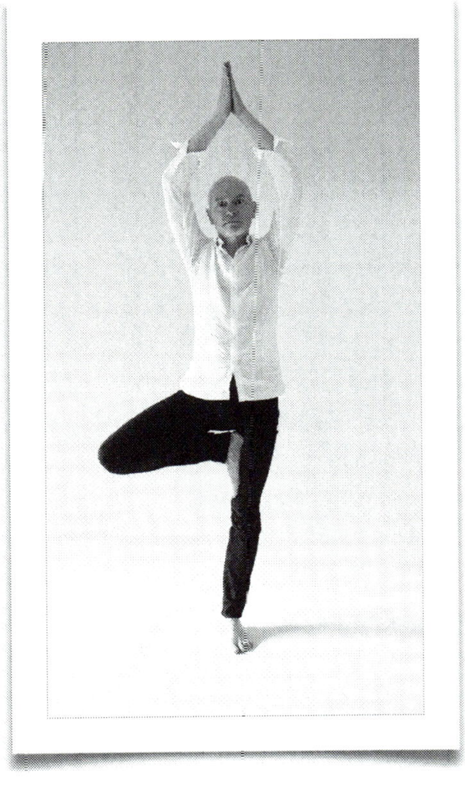

Es braucht wahrscheinlich keine Forschungsgruppe, um diese Erkenntnis zu ermitteln: Wir werden in Zukunft nicht nur technisch in der Lage sein, sondern es auch gesellschaftlich akzeptabel und vielleicht sogar wünschenswert finden, dass wir unsere Lebensfunktionen in großem Umfang vermessen, überwachen, analysieren, erfassen, speichern und vergleichen. Wir werden mit Kleidung und Geräten an und in unserem Körper eine fortlaufende Diagnose unserer Lebensfunktionen in Echtzeit durchführen. Selbst das Sanktionieren von unverantwortlichem Verhalten werden die meisten von uns für akzeptabel halten. Puls- und Blutdrucküberwachung, Chips zur Blutwertanalyse, Toiletten mit eingebauter Kot- und Urinanalyse werden uns nicht nur Anlass und Empfehlung zur Korrektur unserer eigenen Verhaltensmuster liefern, sondern sie werden auch Basis der Tarifstrukturen und Einstufungen bei unseren Versicherungen sein. Außerdem werden wir alle möglichen Berechtigungen für gesundheitliche, wirtschaftliche und soziale Benefits damit steuern. Eine solche Überwachung verspricht die bestmögliche Gerechtigkeit in der Gemeinschaft zum Preis einer für die meisten vermutlich als vernachlässigbar empfundenen Einschränkung der Freiheit des Einzelnen. Doch empfinden wir das wirklich so, oder wehren wir uns nur so lange nicht dagegen, bis wir uns daran gewöhnt haben und ohnehin nichts mehr ändern können?

Machen wir uns nichts vor, viele Erfindungen beginnen nicht so zielgerichtet, wie sie uns im Nachhinein erscheinen. Zwei Computer miteinander zu verbinden, um dann Hallo zu sagen, das passiert einfach, weil wir es machen können. Daten abzurufen und abrufbar zu machen, bleibt eine Spielerei, bis auf einmal alle es tun. Erst das Finden im Netz macht uns zu einer wissenden Spezies. Im Grunde ist es dieses Muster, das uns voranbringt: Wir tun etwas einfach nur, weil wir es können, ohne zu Ende zu überlegen, ob wir es auch wollen. Ohne zu wissen, ob wir es auch wieder lassen können. Damit entwickeln wir uns. Wenn wir als Nächstes mit derselben Neugier uns selbst vernetzen und immer mehr Funktionen künstlich stimulieren und simulieren, was werden wir dann sein? Wird unser Konzentrationslevel noch eine Bedeutung haben? Unsere Befindlichkeit? Unsere Gesundheit und unser emotionaler Status? Wo werden wir uns noch wiederfinden?

Wie geht es mir? Wenn ich mir die Frage selbst nicht oft genug stelle, halten der Gesundheitsapparat und die Technik heute schon sehr viele Messinstrumente für mich bereit, um an der Analyse und Optimierung meiner Lebensgestaltung zu arbeiten. Ich kann ohne Aufwand dauerhaft meinen Puls überwachen. Ich kann mit meinem Smartphone, meiner Smartwatch und unzähligen anderen Geräten meine Körperfunktionen und meine Bewegung über jeden gewünschten Zeitraum und während beliebiger Tätigkeiten beobachten. Ich kann in Echtzeit die Anzahl meiner Schritte genauso wie die dabei verbrannten Kalorien abrufen und mein Verhalten fortlaufend im statistischen Abgleich mit mir und anderen optimieren.

Wie geht es mir? Kenne ich mein Gewicht? Auch wenn ich seit vielen Monaten keine Waage benutze? Kenne ich meinen ungefähren Puls? Merke ich, wenn mein Herz bei bestimmten Anlässen ein wenig schneller schlägt? Spüre ich vielleicht sogar meinen Blutdruck, je nachdem, was mir heute bevorsteht, was ich esse, was ich denke oder was ich tue? Kann ich mir vorstellen, mir selbst, meinem Gefühl, so weit zu trauen, dass ich sage: Mir geht es gut? Ich fühle mich gut? Alles ist, so wie es sein soll, genau richtig? Ist mein Gefühl dafür schon - oder noch - ausreichend? Spüre ich mich selbst genug dafür? Vertraue ich mir selbst genug dafür? Würde ich es wissen, wenn es nicht so wäre? Oder muss ich meine Zweifel messen? Muss ich mir von Technik und Fachleuten bestätigen lassen, dass ich mich gerade nicht wohlfühle?

Die Technologie, mit deren Hilfe ich die Wahrnehmung meiner aktuellen Befindlichkeit, mein Vertrauen und meinen Glauben an mich selbst ersetze, kann ich nicht annähernd in derselben Geschwindigkeit und mit derselben Leichtigkeit wieder aus meinem Leben verbannen, wie ich sie in meinen Alltag integriert habe. Und durch was genau will ich sie ersetzen? Ich brauche allein für die Abschaffung einer simplen Waage mehrere Monate. Immer wieder kommt der Impuls in mir hoch, mein Gewicht messen zu wollen. Am Morgen nach dem Aufstehen, weil ich das immer so gemacht habe. Vor dem Sport, weil ich mich zu mehr Leistung motivieren will, und nach dem Sport, weil ich mich in meiner Leistung bestätigt sehen will. Weil es mir ein Gefühl der Belohnung verschafft. Nach dem Urlaub, weil ich meine Gewichtszunahme nicht wahrhaben will. Eigentlich ist mein Gewicht seit vielen Jahren konstant. Bei all dem oft mehrmals täglichen Wiegen geht es also tatsächlich immer nur um ein oder zwei Kilogramm. Aber ist der Effekt wirklich anders als bei jemandem mit einer Schwankungsbreite von zehn oder zwanzig Kilogramm? Die Messung ist ein Impuls, egal ob er mich dieses Mal erfreut, nächstes Mal bedroht und meistens frustriert.

Die Messung löst nur eine sehr kurzlebige Verhaltensänderung aus. Manchmal bleibt es bei reinem Willen gefolgt von Frust, weil die Umsetzung wieder einmal durch mehr oder weniger gute Gründe verzögert wird oder ganz ausbleibt. Trotzdem! Ohne die tägliche Bestätigung meines Gewichts fehlt etwas. Ohne die Messung fühle ich mich unsicher. Am Morgen gehört sie wie ein gutes Frühstück zu meinem Programm. Fehlt sie oder fällt sie negativ aus, macht das Leben keinen Spaß mehr. Manchmal trinke ich zwei Stunden vor einer Messung nichts mehr, um mich mit dem Messergebnis selbst zu beschummeln.

Obwohl mir all das bewusst ist, fühlt sich das Fehlen der Messung für eine lange Zeit schlimmer an als ein unangenehmes Messergebnis. Eigentlich will ich keine Gewichtskontrolle in meinem Leben. Nicht als Belohnung und auch sonst nicht. Was ich tue, will ich tun, weil es sich gut anfühlt, weil ich es tun will und weil es mir guttut, nicht weil ich danach ein Ergebnis messen kann. Ich will direkt spüren, wie es mir dabei geht, ich will es mir nicht von einem Messgerät sagen lassen. Die Waage setzt mich nur unter Druck. Mit jeder Messung habe ich etwas zu gewinnen, vor allem aber etwas zu verlieren. Ich will keine Überwachung von Puls, Gewicht und Blutdruck mehr.

Es braucht ein paar Monate Arbeit. Ich komme an ein bisschen Schummeln nicht vorbei: In der Sauna steht eine Waage und verspricht positive Bestätigung. Nach dem Schwitzen fehlen schnell mal ein bis zwei Kilogramm. Nach so vielen Wochen ohne kann ich doch die Gelegenheit mal nutzen, wenn die Waage schon so herumsteht, denke ich.

Aber dann, an keinem bestimmten Tag zu keinem bestimmten Anlass, ist da plötzlich zum ersten Mal das Gefühl, diese innere Sicherheit, die dem gewohnten Zweifeln und Hinterfragen folgt: Wieso? Ich weiß doch, wie es mir geht. Ich spüre es ja. Mit jedem Atemzug spüre ich es. Mit der Spannung meines Körpers spüre ich es. Ich mag meinen Körper. Ich kann ihm voll vertrauen. Er ist heil. Mir fehlt nichts. Mir geht es gut. Nichts und niemand kann mir das besser sagen als ich mir selbst. Ich fühle die Energie schon beim Aufstehen. Ich fühle mich wohl in meiner Haut. Ich freue mich auf mich wie auf den Tag.

Vertrauen. Es ist ein magisches Wort, das mir da begegnet. Vertrauen in mich selbst. Vertrauen auf meinen Körper, auf mein Gefühl für mich selbst. Vertrauen in das Wissen um meine Befindlichkeit. Wie geht es mir? Es geht mir gut. Ich weiß es und entwickle fortlaufend mein Gespür dafür weiter, weil ich auch immer weiter daran arbeite. Ich bin dem Wort „Vertrauen" schon zuvor begegnet, zum Beispiel bei der Behandlung meiner Erkältungen und kleinen Wehwehchen. Ich spüre die Kraft und Energie, wenn ich meinen Körper dabei beobachte und unterstütze, wie er selbst heilt, anstatt ihm dieses Vertrauen zu entziehen und den Job Medikamenten zu überlassen. Ich bin dem Wort bei der Körperhygiene begegnet. Ich vertraue mir dabei, fühle mich wohl in meiner Haut und kann mich gut riechen. Ich spüre meine Sauberkeit, wenn ich sie selbst mit der Kraft der Reibung herbeigeführt und den Job nicht einem Duschgel überlassen habe, das nur an meinem Körper herunterläuft und dabei ein bisschen Duft hinterlässt.

Wenn ich überlege, etwas zu lassen, merke ich normalerweise recht schnell, ob es ein Verzicht ist oder ein Gewinn. Vielleicht nicht in der ersten Minute, da ist es noch umgekehrt. Insbesondere wenn es sich um eine Art von Sucht handelt, kann es eine Weile dauern, bis das Gefühl des Verlusts abflaut. Wenn sich alles in mir gegen das Aufhören sträubt, ist das umso mehr ein Signal dafür, dass es gut ist, aufzuhören. Die technische Vermessung, Erfassung und Auswertung meiner Lebensfunktionen kann niemals mein eigenes Gefühl für mich und meinen Körper ersetzen. Mein Vertrauen in mich. Doch genau das verursacht diese Technik. Sie schafft es umfassend und nachhaltig, mich mich vergessen zu lassen. Sie unterdrückt mein Gespür, ersetzt meine Fähigkeit zur Diagnose meiner Befindlichkeit, wie der Lippenpflegestift die Feuchtigkeitsbildung meiner Lippen ersetzt hat. Sie überdeckt die eigene Wahrnehmung von mir selbst, wie der Duft des Duschgels auf meiner Haut meinen eigenen Geruch überdeckt. Sie untergräbt mein Vertrauen in mich selbst.

Bei einer Thrombozyten-Spende wird mein Blutdruck gemessen. Ich erfahre, dass er zu hoch ist. Ich leihe mir ein Blutdruckmessgerät und starte eine Reihe von Messungen über mehrere Tage. Ich will es nicht wahrhaben. Bluthochdruck? Ich doch nicht. Ich lebe gesünder, als ich je gelebt habe. Ich weiß kein einziges Kriterium, das mich als Bluthochdruckkandidaten qualifizieren könnte. Gewicht, Rauchen, Alkohol, zu wenig Sport, alles kein Thema. Selbst Salz habe ich das letzte Mal vor zehn Jahren gekauft. Noch mehr als an der Diagnose leide ich an den Zweifeln: Warum habe ich das nicht gemerkt? Doch wenn ich ehrlich bin, habe ich es längst gemerkt. Die Messung bestätigt nur, was mir mein Körper schon seit Monaten signalisiert hat. Ich spüre immer wieder einen dumpfen Druck im Brustkorb und vor allem im Kopf. Kein Kopfschmerz, aber eine Art Anspannung. Ich wache öfter nachts auf, und jetzt, da ich es weiß, meine ich, die Überbeanspruchung in meinen Adern direkt hören zu können. Mit ein bisschen Recherche komme ich auf die Ursache. Es gibt Lebensmittel, die Einfluss auf den Blutdruck haben. Es gibt welche, die ich nicht vertrage und besser weglasse, und welche, die ich bevorzugt zu mir nehmen kann. Genau das wollte ich seit Monaten nicht wahrhaben. Ich esse nämlich seit einiger Zeit ganz stolz ein paar Gemüsesorten, die ich früher nie essen konnte. Wenn ich ehrlich bin, sagt mir mein Körper jedes Mal, dass sie mir immer noch nicht guttun, aber der Stolz, dass ich diese gesunden Sachen, bei denen sich mir früher der Magen umgedreht hat, jetzt vertilgen kann, hat offensichtlich meine natürliche Reaktion unterdrückt. Warum habe ich mir nicht vertraut? Die sind einfach nichts für mich. Ich lasse sie jetzt wieder weg. Ein paar andere, für deren Zubereitung ich bisher zu faul war, nehme ich in meinen Speiseplan auf. Das Blutdruckmessgerät gebe ich zurück. Es hat mir geholfen, aber es kann nicht meinen Stolz ausschalten und es kann auch nicht meine Aufmerksamkeit ersetzen.

Wie geht es mir? Egal zwischen welchen gesellschaftlichen Zwängen und medizinischen Ansprüchen ich mich bewege und egal mit welchen Technologien ich dabei umgeben bin, bei dieser Frage vertraue ich am liebsten wieder, weiter und immer mehr mir selbst.

Die Minute, die geplant ist

Im Urlaub fällt mir auf, dass etwas fehlt. Irritiert schaue ich auf die Displays meiner Geräte. Keine Nachricht. Kann mir mal bitte jemand sagen, was ich jetzt tun soll?

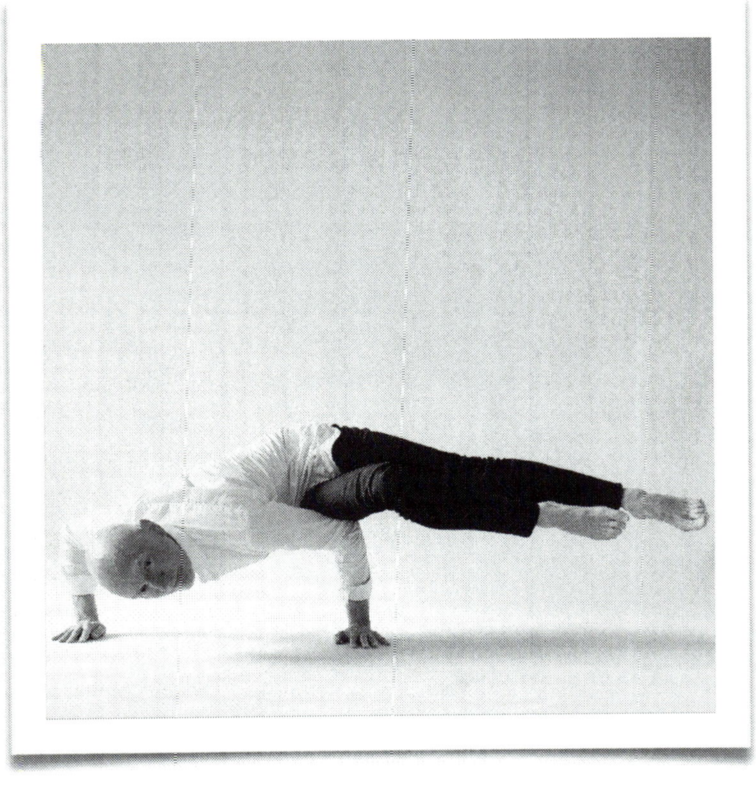

Als ich die Uhr von meinem Arm entferne, verliere ich keine Zeit mehr. Aber noch etwas verschwindet aus meinem Leben. Etwas, das ich bis dahin in diesem Zusammenhang nicht wahrgenommen habe, ist plötzlich weit weg von mir. Wenn ich in der Arbeit bin, lassen sich zwar auch weiterhin das Essen und der Mittagsspaziergang nicht ohne die strenge Beobachtung der Viertelstunden absolvieren, aber im übrigen Leben fehlt er plötzlich: der Takt. Der Rhythmus meines Lebens. Mir fällt auf, wie viele Geschehnisse und Abläufe in meinem Leben, von morgens beim Aufstehen bis abends beim Zubettgehen, nicht von mir geplant und entschieden werden, sondern durch die Anzeige auf der Uhr. Die Ereignisse bestimmen sich ganz automatisch durch das Vorrücken von Zeigern, ich bin nur das ausführende Element. Die freie Wahl? Eine Auswahl? Die Möglichkeit zur spontanen Entscheidung? Für eine Stunde, einen ganzen Tag den Takt, das Thema selbst vorgeben? Das alles ist plötzlich eine Bedrohung, wenn die nächste Uhr weit genug weg ist. Doch ist es wirklich die Uhr, die meinen Takt im Alltag vorgibt?

In Managementseminaren hören die einflussreichsten und mächtigsten Menschen von einer Minute auf die nächste auf, zu tun, was sie ihr ganzes Leben lang tun. Sie treffen keine eigenen Entscheidungen und erteilen keine Befehle mehr. Absurd, wenn die Bosse, vereinnahmt von einer Gruppendynamik, wie ein Rudel junger Hunde auf die nächste Anweisung warten und Handlungen ausführen, die ihnen ein paar Stunden zuvor lächerlich vorgekommen wären. Und wir anderen, vom Schicksal vielleicht mit einem fügsameren Wesen bedachten Menschen, wie begegnen wir ohne Seminar und Gruppendynamik dem schmalen Grat zwischen Kontrolle und

Gleichgültigkeit gegenüber der nächsten Minute in unserem Leben? Wer von uns würde sich sagen lassen, dass er das Ruder gerne von morgens bis abends freiwillig aus der Hand gibt?

Ich muss daran denken, am Morgen, als noch der Wecker klingelt. Oder im Supermarkt mit dem tiefgefrorenen Gemüse in der einen und dem Mobiltelefon in der anderen Hand. Und vor allem wenn ich zum fünfundneunzigsten Mal meine Arbeit unterbreche, um auf eine E-Mail zu reagieren. Ich weiß vor dem Mittagessen noch nicht, zwischen welchen Impulsen ich mich nach dem Mittagessen entscheiden werde. Sie werden dann erst eingetroffen sein. Ich weiß in dieser Minute nicht, was ich in der nächsten tue.

Am Wochenende und im Urlaub fällt mir auf, dass etwas fehlt. Plötzlich keine Anweisungen mehr. Irritiert schaue ich auf die Displays meiner Geräte. Kein Blinken, keine Zeichen. Keine Nachrichten mit neuen Anweisungen. Kann mir mal bitte jemand sagen, was ich jetzt tun soll?

Eines Tages stelle ich im Büro tatsächlich fest, wie unangenehm es ist, wenn ich nicht weiß, was in der nächsten Minute zu tun ist. Ich starre plötzlich in die Luft. Ich ziehe mein Mobiltelefon heraus und stecke es wieder in die Tasche. Ich habe mein Arbeitsverhalten so sehr und ausschließlich auf die Reaktion auf hereinkommende Mails ausgerichtet, dass ich mich in der Minute, als ich gerade mit einer Arbeit fertig geworden bin, völlig nutz- und hilflos fühle. Es ist keine weitere Mail da, keine sonstige Nachricht auf irgendeinem Kanal, auf die ich reagieren kann. Was soll ich tun? Ich fühle mich verunsichert, regelrecht infrage gestellt. Es gibt keine Mission. Ernsthaft? Ist mein Leben wirklich so definiert? Geht meine Aufmerksamkeitsspanne nicht mehr über ein paar Augenblicke hinaus? Brauche ich wirklich Impulse im Minutentakt. Muss ich sie mir tatsächlich aktiv holen, wenn ich sie nicht in einem dauernden Strom von Nachrichten bekomme?

In der Zeit der Großeltern sind Arbeit und Leben noch dadurch bestimmt, dass man sich am Morgen überlegt, was man den Tag über zu erledigen hat. Vielleicht steht sogar schon am Abend zuvor fest, was man am nächsten Tag zu tun gedenkt, und vielleicht ist der Rhythmus sogar für eine Woche vorbestimmt, für einen ganzen Monat, in groben Zügen sogar für eine komplette Jahreszeit. Man muss natürlich auf Vorfälle reagieren. Das Gefühl von Selbstbestimmtheit wird sicherlich auch damals von vielen Unwägbarkeiten und unvorhergesehenen Ereignissen untergraben. Damals muss man flexibel sein. Heute muss man flexibel sein. Und nein, es klingt vielleicht so, aber es muss sich niemand, heute wie damals, gezwungen fühlen, alles gegen seinen Willen geschehen zu lassen. Es fällt den Menschen damals wahrscheinlich auch genauso wenig auf, wie es uns heute auffällt, dass wir nicht agieren, sondern meistens nur reagieren. Der Unterschied liegt aber in den Zeitspannen und in der Priorität. Es ist etwas anderes, wenn man von einer auf die andere Minute mit seiner Arbeit auf ein Gewitter reagieren muss, als wenn man Impulse von einem Gerät empfängt, das einem von einer Sekunde auf die nächste völlig verschiedene und in ihrer Relevanz höchst unterschiedliche Handlungsanweisungen erteilt. Dann werden Handlungen erforderlich, von denen man am Tag, in der Stunde, in der Minute zuvor, keine Ahnung hatte. Weder dass es sie gab, noch dass man sie umsetzen würde.

Genau das ist es. Ich reagiere im Minutentakt. Ich plane in winzigen Zeitspannen. Vielleicht gibt es eine seit Längerem anstehende Tätigkeit, die ich immer mal wieder einschieben kann, wenn sonst nichts zu tun ist. Das fühlt sich dann aber beinahe schon wie eine Therapie gegen Langeweile an.

Jetzt fällt mir auch wieder ein Gefühl ein, das sich regelmäßig am letzten Tag von langen Messeveranstaltungen einstellt. Dort gibt es für sechs Tage einen halbstündigen Takt von Meetings. Jede halbe Stunde treffe ich jemand anderen. Eine Stunde Mittagessen, eine Stunde Abendessen, anschließend verschiedene Partys und Drinks. Am sechsten Tag ist plötzlich alles vorbei. Die Messe ist zu Ende. Es ist der Nachmittag nach dem letzten Meeting. Der Blick wandert ungläubig über den Terminkalender. Kein Eintrag mehr. Nicht für die nächste Stunde, nicht für den Abend und auch nicht für den nächsten Vormittag. Erst am Mittag des nächsten Tages geht der Flug.

Was soll ich tun? Ich fühle mich vollkommen nutzlos. Jede nächste halbe Stunde ist eine Bedrohung, wenn man keine Mission mehr dafür hat. Der Takt hat sich nach wenigen Tagen so verselbstständigt, dass das Leben ohne ihn vollkommen leer und sinnlos wirkt. Kein Wunder, dass ich ihn also nicht einfach aufgeben kann. Kein Wunder, dass ich nach allem greife, was mich wieder der Verantwortung für die Gestaltung der nächsten halben Stunde oder auch nur der nächsten Minute enthebt. Was mir die Zeit vertreibt. Was mich die Zeit vergessen lässt. Dankbar und gedankenlos suche und finde ich den nächsten Takt. Unterhaltsame Nachrichten an drei Menschen verschickt, das bringt im Handumdrehen zwei bis drei unterhaltsame Nachrichten zurück. Deren Konsum und Beantwortung erfolgt schnell, Nachrichten überlappen sich. Und so geht es eine ganze Weile weiter, immer schneller hin und her. Wenn ich jetzt noch ein Telefonat dazwischenschalte, ist eine Stunde vorbei wie im Flug. Und wenn ich dazwischen mit jemandem ein spontanes Abendessen organisieren kann, dann war es das. Mission erfüllt.

Es ist also wahr. Ich brauche Impulse im Minutentakt. Bekomme ich sie nicht, hole ich sie mir. Ich habe keine Verwendung mehr für nicht verplante Minuten. Und ich habe auch keine Aufmerksamkeitsspanne mehr über die Dauer von ein paar Minuten hinaus. Ich lese Schlagzeilen statt Artikel, schaue Clips von Minutenlänge, nicht Filme, die über eine Stunde dauern.

Ich bin damit vermutlich nicht anders als die meisten. Trotzdem: Ich will meine Zeit zurückerobern, meine Stunden und meine Minuten. Weil ich weiß, wie befriedigend es ist, wenn ich jemandem oder etwas meine Zeit widme. Weil ich mich davor umso mehr darauf freuen kann, je länger im Voraus es geplant ist. Weil ich währenddessen etwas aktiv tue und nicht nur reagiere. Weil es sich danach gut anfühlt, die Zeit nicht nur herum- oder gar hinter mich gebracht zu haben.

Und wie geht das? Eigentlich sehr einfach. Ich muss nur darauf achten, die digitalen Taktgeber zu steuern und nicht von ihnen gesteuert zu werden. Es geht um meine Freiräume. Es geht um Orte, an denen ich mich von den digitalen Taktgebern freimache. Es geht um Momente, in denen ich ihnen nicht zur Verfügung stehe, und um meine Zeit, die ich ihnen nicht zur Verfügung stelle. Ich kann ihren Takt variieren und ihre Präsenz herunterfahren. Allein das Weglassen der akustischen Warnsignale steigert schon mein Wohlbefinden. Das Mobiltelefon schalte ich auf lautlos. Ich kann den Takt der elektronischen Kommunikation vielleicht nicht ganz vermeiden, aber ich kann ihn so weit wie möglich verlangsamen. Es ist ja nicht so, dass ich jede Minute eine neue Mail bekomme. Es vergeht nur keine Minute, in der nicht mindestens noch eine Mail da ist, auf die ich reagieren kann. Aber muss ich? Die Mail war ja schon vorher da, und sie wird auch in einer Minute noch da sein, bis ich sie beantworte. Textnachrichten aller Art funktionieren auch dann noch, wenn ich den automatischen Abruf auf einen zehnminütigen Takt einstelle. Oder wenn ich nicht alle paar Minuten, sondern nur einmal in der Stunde danach sehe. In manchen Bereichen, vielleicht nicht unbedingt im Arbeitsleben, reicht es sogar, wenn ich nur morgens und abends prüfe und reagiere. Und meine Gesprächspartner gewöhnen sich auch daran. Anfangs gibt es vielleicht die eine oder andere besorgte Nachfrage. Spätestens nach ein paar Tagen ist klar: Bei mir dauert es mit der Antwort etwas länger. Sie ist deshalb nicht weniger herzlich. Nichts daran ist besorgniserregend.

Die Nervosität zu Beginn der Veränderung, die Angst, einen Anruf oder eine Nachricht zu verpassen, weil nur der Vibrationsalarm eingeschaltet ist, lässt schneller nach, als ich denke. Gehe ich spazieren, ist das Mobiltelefon aus oder gar nicht dabei. Mit der Entfernung zum Gerät bekomme ich meine Alarmbereitschaft aus dem Kopf. Ich bin nicht erreichbar. Die Angst, die sich einstellt, als ich für den Mittagsspaziergang zum ersten Mal die Wohnung ohne Handy verlasse, kommt mir bekannt vor. Ich empfinde das gleiche Unwohlsein wie damals, als sich die Wohnungstür zum ersten Mal schließt, ohne dass ich einen Lippenpflegestift eingesteckt habe. Wie damals, als ich mich zum ersten Mal nach der Körperreinigung ohne Duschgel unter Menschen begebe. Das habe ich also geübt. Ich weiß auch jetzt, dass ich mir vertrauen kann. Vielleicht verpasse ich einen Anruf. Doch es ist kein Verpassen mehr, weil die Bereitschaft zur Reaktion in meinem Kopf einem anderen Takt folgt. Es sind meine Minuten. Ich plane sie. Das Eintreffen von Nachrichten plant nicht mich. So spät dran, wie ich mich fühle, wenn ich immer sofort reagiere, kann ich nicht mehr sein. Ich warte nicht mehr darauf, bis der nächste Impuls kommt. Und wer mir eine Nachricht schickt, erwartet nicht, dass sofort eine Antwort kommt. Keiner wartet. Wir alle gewinnen Zeit.

Spätestens an dieser Stelle müsste sich jetzt ein ganzes Kapitel über Social Media anschließen. Es gibt ja jede Menge Bücher dazu, die sich auch brav damit beschäftigen, wie sich die Lebensqualität durch Verzicht auf Social Media steigern lässt, oder wenigstens durch eine starke Einschränkung. Dazu kann ich allerdings nichts sagen, weil ich damit keine Erfahrung habe. Ich kann nicht reduzieren oder sein lassen, womit ich nie angefangen habe. Der Umgang damit erschien mir immer fremd. Mich mit Oberflächlichkeiten und Äußerlichkeiten einordnen und bewerten zu lassen, würde mich große Überwindung kosten. Mich nur mit der eigenen Persönlichkeit statt mit einer Leistung oder einem Werk auf die Bühne zu begeben und der Kommentierung zu stellen, käme mir regelrecht absurd vor. Mich von der Anzahl von Likes und Kommentaren berauschen zu lassen – das kann ich dagegen sehr gut nachvollziehen. In der Hinsicht erscheint mir der Erfolg von Social Media extrem logisch. Aber will ich meine mentale Stärke der Entwicklung einer Zahl ausliefern? Was kann ich dabei steuern? Und was kann ich tun, wenn der Applaus ausbleibt? Nutzung einschränken? Takt ändern? Das kommt mir alles sehr bekannt vor. Ich bleibe gespannt und vorsichtig pessimistisch.

Das Leben, das ewig ist

Ich muss nichts bereuen, wenn ich es mit Verstand und Aufmerksamkeit tue.

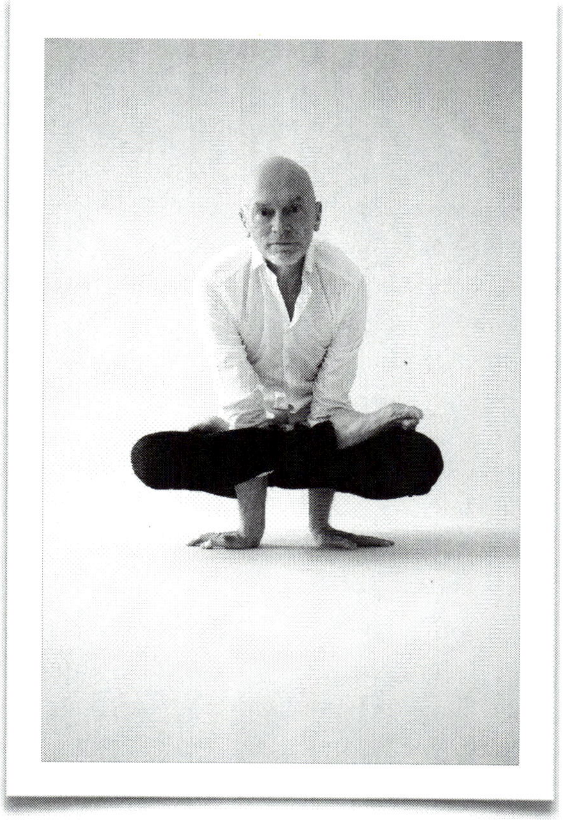

Die Großeltern: Ihre Zeit ist oft von Mangel bestimmt. Das, was ihnen zur Verfügung steht, pflegen sie, schonen und bewahren es, damit es möglichst lange hält. Ihr Fahrrad hat genauso ein ewiges Leben wie Teller, Töpfe, Tassen und Besteck. Sogar die Hose, die sie nur sonntags tragen, begleitet sie beinahe ein Leben lang. Es gibt für viele damals – genau wie heute für eine riesige Anzahl der lebenden Menschen – das Selbstverständlichste nicht: genug zu essen und zu trinken. Die Menschheitsgeschichte ist geprägt davon. Und doch verdrängen und vergessen das in allen Generationen alle, die nicht direkt davon betroffen sind. Essen und Trinken sind für sie selbstverständlich. Und für alle anderen Probleme und Bedürfnisse können die richtigen Produkte blitzartig verfügbar gemacht werden.

Ich weiß längst, dass es mir wenig Befriedigung verschafft und auch nicht dauerhaft gelingt, mich dem Überfluss zu entziehen, wenn ich es nur aus schlechtem Gewissen tue. Die Rettung der Welt als Leitlinie für mein Leben scheitert immer an der Konsequenz. Mein erfülltes Leben wird nur dann inkonsequent, wenn ich mich selbst und mein eigenes Wohlbefinden als Maßstab verliere. Iss, denn andere haben nichts zu essen. Andere wären froh, wenn sie so eine schöne Bluse hätten. Wird das kleinen Kindern immer noch gesagt? Dabei gibt es eigentlich nur eine richtige Haltung dazu: Tu es für dich. Lass es dir schmecken. Wenn du es wirklich genießt, machst du alles richtig. Du musst nichts bereuen, wenn du es mit Verstand und Aufmerksamkeit tust. Wir können erfüllt leben, wenn wir nichts verschwenden oder gedankenlos verbrauchen. Wenn ich so viel Achtung und Respekt vor den Ressourcen wie möglich entwickle, habe ich alles getan, was ich tun kann. Wenn ich so wenig Rohstoffe und Energie wie möglich verbrauche, habe ich alles getan. Wenn ich allen Ereignissen, auch den kleinen, auch den kurzlebigen und vergänglichen, Aufmerksamkeit entgegenbringe, habe ich alles getan. Wenn ich meine Sachen so gut wie möglich behandle, schone und pflege, habe ich alles getan. Das schaffe ich nicht bei allem und nicht immer gleich gut. Doch was ich erwerbe und besitze, lerne ich erst zu schätzen, wenn ich es selbst putze, reinige und pflege. Was ich selbst repariere, wächst mir ans Herz. Es bedeutet mir so viel, dass es mein Leben auch dann noch begleiten darf, wenn ich mich dafür rechtfertigen muss, weil es alt, unpraktisch und unmodern geworden ist. Jeder Joghurtbecher, den ich mit dem Finger auswische, jede Verpackung, die ich mit der Zunge sauber schlecke, jedes leere Marmeladeglas, das ich mit heißer Milch ausspüle, mache ich zu etwas Besonderem. Es ist nicht mehr einfach selbstverständlich für mich da und überall und immer verfügbar. Ich werde es nicht gedankenlos ersetzen. Wenn ich Produkten meine ganze Aufmerksamkeit zukommen lasse, betrachte ich sie mit anderen Augen. Ich freue mich auf sie. Mehr Sinn können sie nicht haben. Besser können sie mir nie schmecken. Und dann können sie gar nicht lang genug für mich leben.

Es ist nicht mein Ziel, den Wegwerfrasierer zwei Monate lang zu benutzen. Das ist nur eine zufällige Nebenwirkung. Mein Ziel ist es, den Rasierer aufmerksam und achtsam zu behandeln, ihn mit der gleichen Sorgfalt zu reinigen, wie ich ihn auch benutze, und mich daran zu freuen, was für ein praktisches, überaus nützliches kleines Alltagsding er doch ist. Ein schönes Ziel für den Rasierer und mich!

Die Lücke, die um Tonnen leichter ist

Müssen statt wollen. Wie und für was soll ich so Zeit erübrigen?

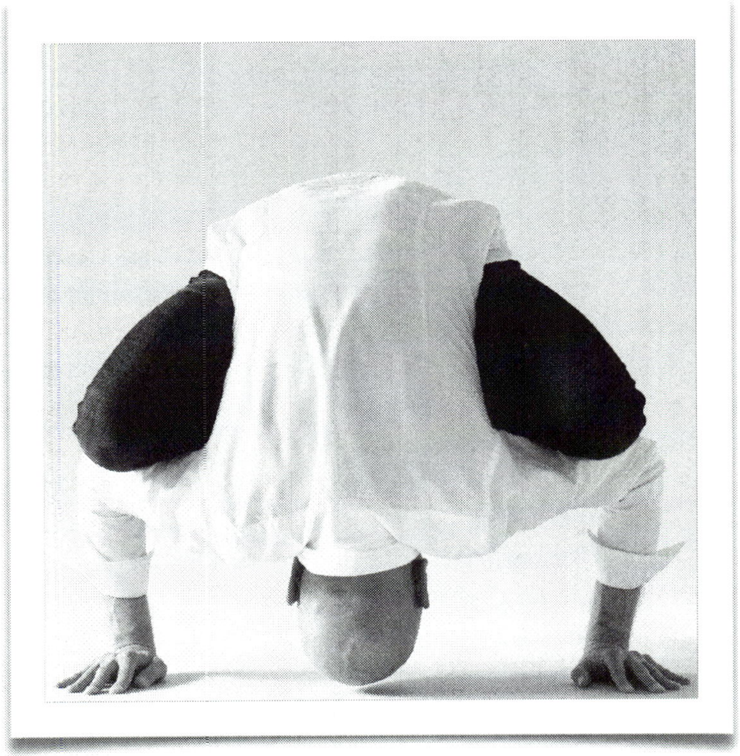

Unfassbar, wie ich mein Leben lang nicht lerne, mir richtig die Zähne zu putzen. Der Begriff stimmt auch überhaupt nicht. Zahnreinigung trifft es besser. Aber das, worum es geht, mache ich jahrzehntelang falsch. Zähneputzen unter Anleitung der Eltern, mit unglücklichen Ratschlägen von Generationen zweifelhafter Zahnärzte, Tipps aus beliebigen Medien, detaillierte Anweisungen und Hörensagen. Dazu viele Jahre der Ignoranz meinerseits. Wie reinige ich meine Zähne richtig? Ich weiß es wirklich nicht.

Der Beginn ist, wie bei vielen Dingen, demotivierend. Ich lerne, dass man Zähne putzen muss. Ich lerne, zu müssen, statt zu wollen. Wie soll ich dafür Zeit erübrigen? Und was ich als Kind tun muss, will ich als Jugendlicher gar nicht mehr. Ich nehme die Zahnreinigung viele Jahre nicht ernst. Zähneputzen ist lästig. Ich bringe die Tätigkeit morgens und abends möglichst schnell hinter mich, ohne System, hastig und gedankenlos. Wenn niemand zusieht und kontrolliert, wird es auch schon mal vergessen. Der Gang zum Zahnarzt ist jedes Mal eine Bedrohung. Wenn es nach mir geht, kann er auch mal ein Jahr oder zwei ausfallen und dann mit fadenscheinigen Begründungen immer noch ein bisschen nach hinten verschoben werden. Je mehr Zeit zwischen den Besuchen vergeht, desto mehr Gründe habe ich jedes Mal, sie zu verabscheuen: viele Stunden Schmerz in mehreren Sitzungen auf dem Folterstuhl. Das wiederum kann meine Vorfreude auf den nächsten Besuch ja nur ins Bodenlose sinken lassen. Ein Teufelskreis muss durchbrochen werden.

Irgendwann wächst immerhin meine Aufmerksamkeit für das Thema. Irgendwann will ich mich doch um meine Zähne kümmern. Ich beginne, zu recherchieren und zu lernen. Ich befasse mich mit Merksätzen wie „Von Rot nach Weiß". Ich lerne, den Bürstendruck zu dosieren. Ich befasse mich mit dem Unterschied, mit der Hand zu bürsten oder eine elektrische Bürste zu verwenden. Ich teste Zahncremes, prüfe Inhaltsstoffe. Mundwasser hält Einzug im Haushalt, verschwindet wieder, neues Mundwasser erscheint. Andere Zahncremes. Andere Bürsten. Irgendwann gesellt sich Zahnseide dazu. Eine lange Zeit gönne ich mir den Luxus ihrer Benutzung komischerweise nur am Wochenende. Ist das schon die Zeit, in der ich beginne, die Zähne zu reinigen, weil ich es will? Ich vergesse zumindest, dass ich es muss. Aber eigentlich sind die paar Minuten, die ich damit verbringe, immer noch eine Zeit, die ich hinter mich bringe. Während ich die Zähne reinige, laufe ich in der Wohnung herum. In Gedanken bin ich oft schon im Büro oder noch bei einem Gespräch vom Abend zuvor. Auch Fernsehen während des Zähneputzens ist möglich. Danach weiß ich nicht mehr: War ich mit der Bürste wirklich in jedem Quadranten? An jedem Zahn? Vielleicht habe ich über ein paar Zähne eine ganze Minute geschrubbt und über ein paar andere überhaupt nicht.

Regelmäßige Zahnhygiene beim Zahnarzt zeigt mir jetzt immerhin, wie saubere Zähne wirklich aussehen. Und vor allem, wie sie sich anfühlen. Nach einer knappen Stunde Reinigung ist es, als ob Zahnoberflächen und Zahnzwischenräume um Tonnen unnötigen Ballasts erleichtert worden wären. Ich spüre eine Frische, die nicht nur darauf beruht, dass der Rachen nach Minze riecht. Etwas anderes ist es allerdings immer noch, mir die gleiche Sorgfalt für zu Hause vorzunehmen, den Vorsatz dann auch in die Tat umzusetzen und länger als eine Woche durchzuhalten. Solange ich immer noch glaube, dass ich dafür eigentlich keine Zeit habe, und solange ich der Zahnreinigung nicht jedes Mal meine volle Aufmerksamkeit widme, geht das nicht. Es dauert nur ein paar Tage nach dem Termin beim Zahnarzt, und schon habe ich dieses wunderbare Gefühl der Befreiung vom Ballast in meinem Mund wieder vergessen. Ich verfalle in den alten Rhythmus vom Putzen mit geteilter Aufmerksamkeit. Selbst wenn ich mehr Zeit bei der Zahnreinigung brauche, verbringe ich keine Zeit mit ihr.

Das ändert sich erst, als ich in meiner Studie des Wohlbefindens eines Tages das Phänomen der geteilten Aufmerksamkeit entdecke. Ich lerne plötzlich das überwältigende Gefühl kennen, auch bei der Zahnreinigung keine Zeit mehr hinter mich zu bringen. Jetzt verstehe ich es wirklich: Ich muss nicht Zähne putzen, ich will es. Ich will meine Zähne reinigen und ihnen dabei meine volle Aufmerksamkeit widmen. Ich will mir die Zeit für die Zahnreinigung nehmen und ihr als Teil meines Wohlbefindens den nötigen Platz einräumen. Jeden Tag und jedes Mal. Ich will es genießen, meine Zähne zu reinigen. Ich beschäftige mich damit, wie ich es wirklich richtig mache. Ich besorge mir die richtigen Hilfsmittel. Ich nehme mir die Zeit. Ich bürste zuerst ohne Zahncreme. Ich reinige die Zahnzwischenräume, spüle und gurgle. Erst zum Schluss bürste ich dann noch mit Zahncreme. Danach keine Störung mehr, damit die Fluoridierung wirken kann. Eine Stunde kein Essen und kein Trinken. Ich werde von einem lang anhaltenden, wundervollen Gefühl von Befreiung, Frische und Leichtigkeit in Rachen und Mund belohnt. Zwei Stunden Wohlgefühl am Morgen, am Abend zum Einschlafen und bis in die Nacht. Ich weiß, wie sauber meine

Zähne sind. Ich spüre, wie gut es ihnen geht. Ich verlasse mich auf sie, jeden Tag. Wie konnte ich mein ganzes Leben lang dafür keine Zeit haben? Wie konnte ich mir dafür keine Zeit nehmen?

Das Duschen, das ohne Zittern und Zappeln ist

Warum muss ich schon zittern, bevor ich den Hebel auf kalt drehe?

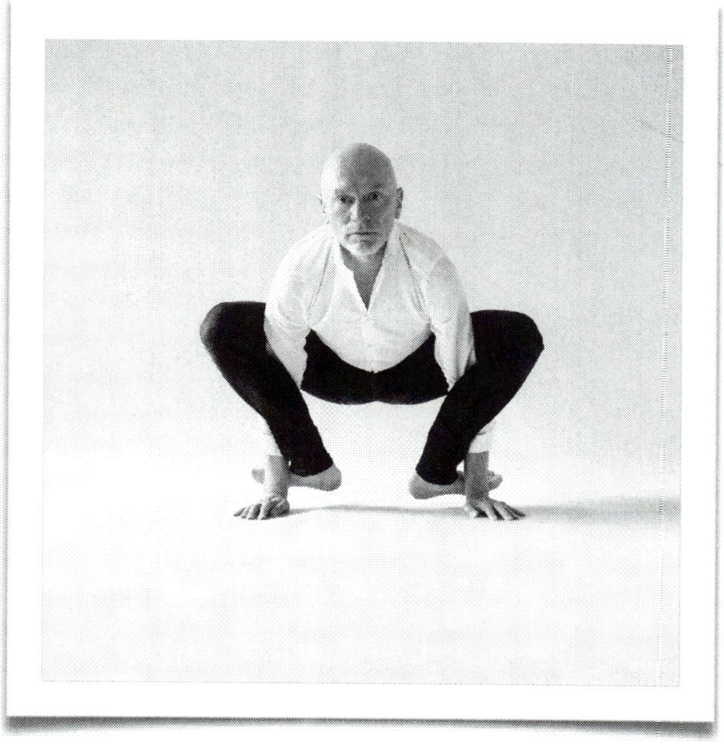

Ich habe mein Leben lang nicht gerne kalt geduscht. Wer duscht schon gerne kalt? Irgendwann entdecke ich es doch. Immer nach dem heißen Duschen drehe ich zum Abschluss auf kalt. Die von der Wärme geöffneten Poren sollen sich nach der Reinigung wieder schließen. Außerdem soll die Durchblutung gefördert werden, der Kreislauf soll gestärkt werden und das Immunsystem soll angeregt werden. Und gut anfühlen soll es sich auch.

Fühlt es sich wirklich gut an? Ich achte lange nicht darauf. Hinterher fühlt es sich schon gut an, ja, aber währenddessen? Nachdem ich eine ganze Weile immer brav und regelmäßig kalt geduscht habe, will ich mich genauer dabei beobachten. Das Spannende daran, sich selbst bei etwas zu beobachten, ist oft das, was vorher passiert. Prompt erwische ich mich bei einem eigenartigen Verhaltensmuster. Ich zittere. Aber nicht, während ich kalt dusche, sondern davor. Ich zittere schon, bevor ich den Hebel auf kalt drehe. Und ich zappele. Ich trete auf der Stelle hin und her und bewege den Körper und die Gliedmaßen in alle möglichen Richtungen. Natürlich bewegt und dreht man sich immer mal wieder unter der Dusche, auch bei heißem Wasser. Aber ich stelle fest, dass ich, bevor ich auf kalt stelle, schnellere Bewegungen mache, unmotiviert und unkontrolliert. Ich zittere nicht wegen des kalten Wassers, sondern aus Angst vor ihm. Geht die Hand zum Wasserhahn, fängt schon das Zittern und Zappeln an. Natürlich hört es dann auch nicht mehr auf, bis ich das kalte Wasser wieder abdrehe.

Warum zittere ich, bevor die Kälte überhaupt zuschlagen kann? Warum denke ich „Kälte“ und „zuschlagen“? Dafür kann es nur einen Grund geben: Ich wehre mich dagegen. Es ist ein Kampf gegen die Kälte, der ich mich aussetze, die ich aber eigentlich gar nicht mag. Mein Kopf sagt Nein, keine Lust auf die kalte Dusche, mein Körper tut es trotzdem.

Kinder machen etwas Interessantes, wenn der Film, den sie gerade ansehen, zu spannend oder zu gruselig wird. Sie können es kaum ertragen und würden eigentlich am liebsten weglaufen, aber sie wollen den Film auch zu Ende sehen. Schließlich ist es ja spannend. Also laufen sie weg und bleiben gleichzeitig da. Das geht so: Sie tippeln mit den Füßen auf der Stelle, zappeln mit dem ganzen Körper, und wenn es ganz hart kommt, drehen sie den Kopf weg.

Genau das ist es, was ich unter der Dusche mit dem kalten Wasser mache. Ich laufe weg, während ich dableibe. Ich mag es nicht. Ich freue mich nicht darauf. Ich tue es trotzdem. Das Zittern verrät mir, dass ich die kalte Dusche eigentlich nur hinter mich bringen will. Gleichzeitig lenkt es meine Aufmerksamkeit auch noch von ihr ab.

Habe ich wirklich seit Jahren kalt geduscht, obwohl ich es gar nicht will? Wenn ich die kalte Dusche immer nur schnell hinter mich bringe, kann sie nicht wirklich viel zu meinem Wohlbefinden beitragen. Außerdem: Wenn ich etwas nicht gern tue, habe ich es danach eigentlich gar nicht getan. Zu dieser Erkenntnis bin ich tatsächlich schon vor längerer Zeit gelangt. Die einfachste Lösung für dieses Problem ist also, ich höre damit auf, mich kalt zu duschen. Als Proband einer so langjährigen Studie mit so viel Erfahrung im Ergreifen von Chancen kommt Aufgeben für mich allerdings nicht infrage. Du musst nicht zittern, sage ich mir. Die Kälte ist nichts Gefährliches und nichts Schlechtes. Du kannst es einfach lassen, oder du kannst es tun. Aber wenn du es tust, darfst du es nicht einfach nur hinter dich bringen. Wenn du es tust, solltest du es schaffen, dass es sich mindestens genauso gut anfühlt, wie warm zu duschen.

Wie geht das? Ich fange damit an, dass ich in meinen Gedanken nicht schon beim warm Duschen mit bangem Blick zum kalten Ende vorauseile. Ich bleibe mit meiner Aufmerksamkeit bei der Reinigung unter der warmen Dusche. Sofort verschwindet die Bedrohung aus meinem Kopf. Jetzt kann ich mich dem kalten Wasser genauso nähern wie dem warmen. Ohne Vorbehalte. Kalt ist anders als warm, aber ich muss es deshalb nicht weniger schätzen. Es tut mir nicht weh. Ich kann lernen, mich darauf zu freuen. Jetzt muss ich nur noch darauf achten, möglichst unspektakulär und ohne dramatischen Übergang den Wasserhahn auf kalt zu drehen, mich nicht mehr unkontrolliert zu bewegen und nicht zu zittern. Und das war es dann auch schon.

Der Ausdruck, den ich als Kind für kaltes Wasser lerne, fällt mir wieder ein: „Brr!“ Damals wird mir unterschwellig vermittelt, kaltes Wasser am Körper als Bedrohung zu empfinden. Dabei ist kaltes Wasser so wenig eine Gefahr wie warmes. Es ist sogar angenehm, wenn mir besonders warm ist. Sehr gut, dass ich jetzt beides genießen kann, beides zur richtigen Zeit schätzen kann. Ich brauche kein Zappeln und kein Zittern mehr. Ich brauche kein „Ah“ und erst recht kein „Brr“.

Das Schwitzen, das ohne Stöhnen ist

Ich versuche, nichts und niemanden in meinem Leben zuzulassen, der, die oder das mir sagt, ich hätte keine Zeit, meine Augen zu schließen, um ganz hier und jetzt zu sein.

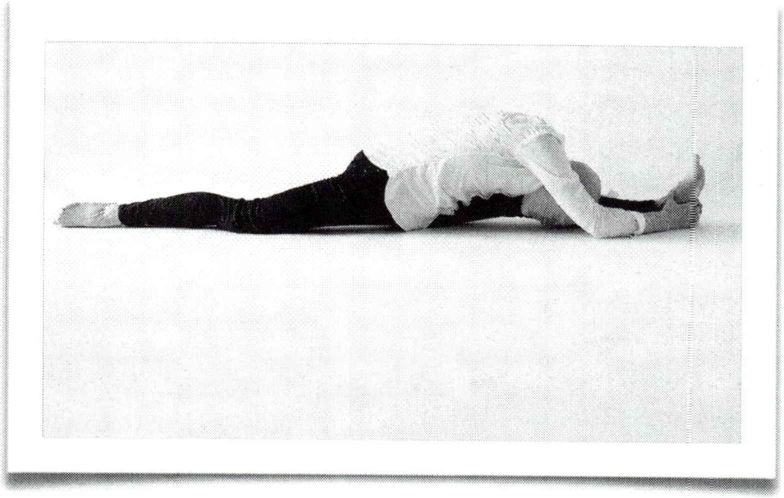

Schwitze ich gerne? Wer schwitzt schon gerne? Na ja, manchmal bezahlen wir sogar Eintritt dafür. Wir gehen in die Sauna und wärmen unseren Körper mal so richtig durch. Besonders im Winter fühlt sich das sehr angenehm an und kann unser Wohlbefinden ungemein steigern. In der Sauna mache ich aber auch eine weitere interessante Beobachtung. Nicht wenige Menschen fangen schon nach ein paar Minuten an, sich mit den Fingern oder Händen über die Arme und die Beine zu reiben. Fast sieht es so aus, als wollten sie den Schweiß von ihrem Körper reiben, noch bevor er sich überhaupt gebildet hat. Irgendwann fangen sie an, zu stöhnen, und bewegen sich unruhig hin und her. Das, was sie da in der Sauna tun, sieht nach schwerer Arbeit aus und hört sich nach Leiden an. Echt jetzt? Leiden mit Eintrittsgebühr?

Zunächst geht es dabei wahrscheinlich unbewusst um Aufmerksamkeit und die Möglichkeit, wahrgenommen zu werden. Vielleicht auch einfach darum, irgendwie Kontakt aufzunehmen. Offensichtlich handelt es sich aber auch um ein ähnliches Phänomen, wie ich es von meiner kalten Dusche gelernt habe. Wer gelernt hat, den Schweiß als Gegner zu empfinden, der begibt sich in der Sauna in einen Kampf. Der kann nicht ruhig bei sich bleiben und entspannt genießen, wie sein Körper sich allmählich aufheizt und auf die Hitze reagiert. Ich sehe Menschen, die sich auf den Ort, an dem sie sich befinden, überhaupt nicht einlassen. Für sie ist jede Sauna von vornherein zu warm oder zu kalt. Sie müssen sich so viel und so schnell wie möglich von einem Ort zum nächsten bewegen. Bleiben sie doch endlich für ein paar Minuten sitzen, müssen sie zappeln und stöhnen und spätestens dann aufspringen, wenn sich der erste Hauch einer Wirkung auf ihrer Haut bemerkbar macht. Der eigentlich gar nicht so wirklich aufgeheizte Körper muss dann noch eine umso spektakulärere Abkühlung erfahren. Das kann natürlich nur mit einem theatralischen Platscher ins Kaltwasserbecken geschehen. Natürlich ohne den vielleicht tatsächlich erhitzten Kopf mit unter Wasser zu nehmen, und das Ganze sowieso nur für maximal fünf Sekunden insgesamt. Die Anstrengung muss dann zum Schluss noch mit einem lauten Stöhnen abgeschlossen werden. „Puhhh!"

Abgesehen davon, dass ich auch in der Sauna keinen Kampf gegen mich selbst austragen möchte, befinde ich mich ausgerechnet dort an einem Ort, der Entspannung und Wohlbefinden so zuverlässig garantiert, dass ich dafür gerne Eintrittsgeld bezahle. Warum sollte ich das schnell hinter mich bringen? Nichts anderes ist es, was ich da oft beobachte: verschiedenste Formen und Phasen von Flucht. Die Menschen sind nicht wirklich da, wo sie gerade sind. Sie wollen es nicht sein. Nicht in der Wärme und nicht in der Kälte Jede Faser ihres Körpers sagt: Ich muss hier weg.

Mit etwas Training und Konzentration ist die Sauna ein Ort, an dem Wohlbefinden für mich wie auf Knopfdruck funktioniert. Ich versuche, die Anreise schon so entspannt wie möglich zu gestalten. Am liebsten gehe ich zu Fuß. Nach einer halben Stunde Gehen ordnen sich die Gedanken. Wenn ich dann die Sauna betrete, konzentriere ich mich darauf, die Ruhe und die Entspannung, die sich gleich in meinem Körper ausbreiten wird, auch durch meine Gedanken zu unterstützen. Ich versuche, hier zu sein, bei mir. Ich lasse mir Zeit. Ich fange mit der niedrigsten Temperatur an und setze mich erst in die nächstheißere Zone, wenn es mir mein Körper sagt. Muss ich dafür einen Raum wechseln, tue ich es ohne hektische Trippelschritte und ohne Stöhnen. Ich bin nicht auf der Flucht und ich befinde mich in keinem Kampf. Wenn überhaupt noch Gedanken da sind, die mich von hier fortführen, werden sie weniger und es wird immer leichter, wieder hierher zurückzukehren und hierzubleiben. Ist mein Körper zur maximalen Erwärmung gelangt, begebe ich mich unter die warme Dusche und danach ins Kaltwasserbecken. Ich steige langsam hinein. Es ist kalt, aber nur Wasser. Kein Gegner. Mir droht kein Kampf. Es fühlt sich vielleicht ein bisschen anders an als die Wärme in der letzten Stunde, aber ich bin gut aufgewärmt. Ich kann eine ganze Weile drinbleiben, ohne zu frieren. Es dauert kaum eine Minute, in der ich ruhig bis zum Kinn ins Wasser getaucht verweile, bis ich nicht mehr weiß, ob ich mich in kaltem oder warmem Wasser befinde. Einige Minuten später hat sich eine Schicht mit angewärmtem Wasser um meinen Körper gebildet. Ich spüre ein leichtes Kribbeln – vorausgesetzt, niemand hat in der Zwischenzeit mit einem theatralischen Platscher das Wasser im ganzen Becken durcheinandergewirbelt. Ich harre noch einige Minuten länger aus, ohne zu zittern, ohne im Kopf die Flucht zu ergreifen. Im Gegenteil, während es allmählich wirklich kalt wird, ist meine Entspannung schon so weit fortgeschritten, dass ich das Wasser jetzt gar nicht mehr verlassen will. Ich tauche langsam mit dem Kopf unter und bleibe unter der Wasserlinie. Nach dem Auftauchen fühlt sich alles wieder wärmer an. Vielleicht kann ich noch eine ganze Weile länger bleiben. Ich muss mich beinahe überwinden, irgendwann doch aus dem Becken zu steigen. Langsam natürlich. Ich gehe in das Entspannungsbecken. Mein Körper ist so durchgekühlt, dass er eine Weile braucht, bis er merkt, dass das Wasser jetzt warm ist. Ich lasse ihm die Zeit und verharre ruhig an derselben Stelle. Ich kann die Augen schließen und mich konzentrieren.

Einen Sinn auszublenden, führt dazu, dass ich alle anderen umso intensiver spüre. Ich kann auch beim Aufschäumen der Kaffeemilch die Augen schließen und hören, wie ich durch die Position der Düse über der Milchoberfläche das Aufschäumen optimiere. Ich kann hören, wie das Wasser mit den Eiern im Topf kocht, wenn sich der Deckel ein bisschen hebt. Ich versuche, nichts und niemanden in meinem Leben zuzulassen, der, die oder das mir sagt, ich hätte keine Zeit, meine Augen zu schließen, um mit Kopf und Körper ganz hier und jetzt zu sein. Nicht mal mich selbst. Es gibt keinen besseren Ort, um das zu lernen, als die Sauna.

Nach einer Minute im Entspannungsbecken beginnt ein Kribbeln am ganzen Körper. Ich schwebe im Wasser und fühle mich schwerelos. Es ist wie fliegen. Ich starre ins Leere. Es gibt keine Gedanken mehr.

Die Zigarette, die die letzte ist

Muss ich mich wirklich für etwas belohnen, dessen Erreichen selbst mir nicht Belohnung genug bedeutet?

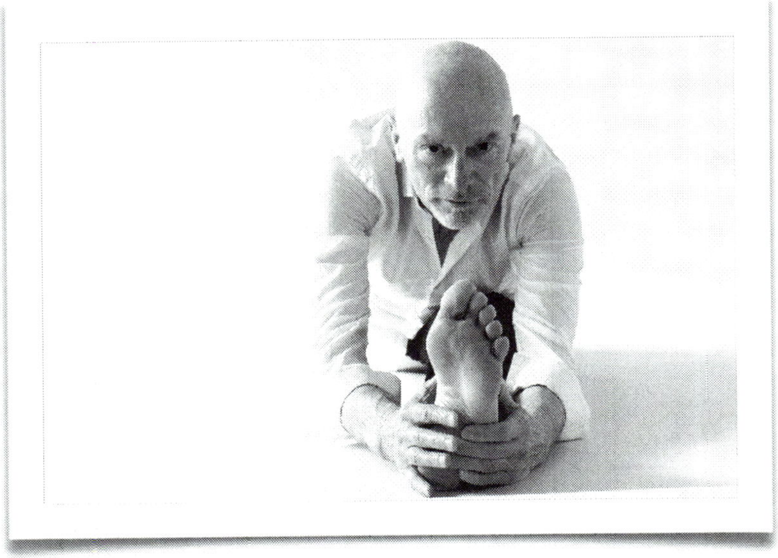

Ich denke, ich muss es tun. Ich sollte es tun. Es wäre besser für mich. Gesünder. Andere haben es auch getan. Viele. Es steht schon sehr lange im Raum. Ein paar Versuche hat es auch schon gegeben. Allerdings unter falschen Voraussetzungen. Mein schlechtes Gewissen hat mich getrieben. Vielleicht wollte ich Geld sparen, mehr Sport treiben. Das waren alles vorgeschobene Gründe. Was war mit mir selbst? Wollte ich wirklich aufhören? Will ich jetzt?

Wehmut befällt mich kurz, als ich darüber nachdenke. Ich habe alle Höhen und Tiefen mit ihr durchgemacht. Ich genieße sie eine lange Zeit meines Lebens, diese erste, an dem einen Tag der Woche, als ich mir die Zeit für sie nehme. Als ich mir den besonderen Ort aussuche, mich auf sie schon vorher freue und extra für sie dort hingehe. Viele Samstage lang. Als ich ihr meine ganze Aufmerksamkeit widme und mit ihr für zehn Minuten ganz bei mir bin. Da bringt sie mir dieses berauschende Gefühl und ist ein zuverlässiger Teil meines Wohlbefindens.

Ich liebe sie, wenn ich mit ihr und für sie in eine Pause gehe. Ich nehme mich mit ihr und für sie für ein paar Minuten aus allem heraus und lasse alles hinter mir. Ich stehe wegen ihr vom Tisch auf und kann von allem ein bisschen Abstand gewinnen. Sie ist meine Atemübung. Meine Quelle der Inspiration und Konzentration. Einatmen. Ausatmen. Tief Luft holen. Ihr Rauch macht für mich sichtbar, wie ich wieder zu mir komme. Sie ist meine Belohnung für alles, dessen Erreichen selbst mir nicht Belohnung genug bedeutet. Meine Belohnung zusätzlich zur Sache selbst. Wie der Kuchen zum Kaffee. Oder der Kaffee zum Kuchen. Sie ist die Milch und der Zucker im Kaffee. Der Saft statt des Wassers, das den

Durst löscht. Darüber hinaus bringt sie mich in Kontakt mit fremden Menschen vor der Tür, während die anderen steif im Seminarraum warten, bis der Unterricht weitergeht. Mit ihr bin ich wir und nicht einzeln wie die anderen.

Doch sie muss mir auch das Warten und die Langeweile vertreiben. Sie muss mir helfen, die Minuten hinter mich zu bringen, mit denen ich gerade überhaupt nichts anzufangen weiß. Sie muss sich meine Aufmerksamkeit mit vielen Konkurrenten teilen, den Freunden, dem Bierglas, der abfahrenden Bahn und dem Regenschirm und natürlich immer dem Telefon. Manchmal gelingt es ihr noch nicht mal, sich genug von meiner Aufmerksamkeit zu verschaffen, um ihren eigenen Zweck zu erfüllen. Dann glüht plötzlich ihre Schwester gleichzeitig neben ihr im Aschenbecher. Ich komme nicht mehr mit ihr allein zurecht, nicht mehr nur mit ein paar wenigen Geschwistern von ihr. Sie ist eine von sehr, sehr vielen, immer 60, manchmal sogar 80 an einem Tag. Ohne irgendeine Aufmerksamkeit für irgendeine von ihnen. Sie ist keine besondere Minute mehr wert. Sie ist eine solche Selbstverständlichkeit, dass sie sich nur durch ihre Abwesenheit einen kurzen Auftritt in meinem Bewusstsein verschaffen kann. Nur wenn sie nicht greifbar ist, bekommt sie plötzlich meine volle Aufmerksamkeit. Dann kann ich auf einmal nichts anderes mehr tun, als ihr hinterherzulaufen. Sie ist mit ihren Geschwistern zu einer logistischen Herausforderung geworden. Sie ist zu einem Beschaffungsproblem verkommen. Es gibt sie ausschließlich noch aus der Fertigpackung für mich. Zum Drehen ist bei so vielen von ihnen keine Zeit mehr. Selbst für das Rauchen bleibt keine Zeit mehr. An keinem einzigen Tag nehme ich mir genug Zeit, um auch nur eine einzige von ihnen richtig zu genießen. Wenn ich von ihr lassen will, wenn ich mich von ihr verabschieden will, dann, weil ich den Kern unserer Beziehung verloren habe. Und weil ich nicht in der Lage bin, zu diesem Kern zurückzukehren. Ich freue mich über jeden Menschen, der die Zeit mit ihr genießen kann. Ich kann es nicht mehr. Ich bin ein Gefangener.

Ich habe sie nie zu mir nach Hause gelassen. Sie ist nicht dabei, wenn ich ein Buch lese oder einen Film im Fernsehen ansehe. Plötzlich weiß ich: So frei wie an diesem Ort in dieser Zeit bei mir, ohne sie, will ich mich immer fühlen. Wenn es weder ganz noch ein bisschen mit ihr geht, dann bleibt nur: gar nicht.

Tausend Bücher zu dem Thema gehen an mir vorüber. Ich weiß nicht, was für ein riesiger Aufhörmarkt mir zur Verfügung stehen würde. Wenn ich überhaupt eine kognitive Dissonanz aufbaue, baue ich sie auch gleich wieder ab. Ich weiß, wie bei jedem Aufhören gilt: Ich leide nicht, weil ich aufhöre, sondern freue mich auf das, was ich ohne das Aufzuhörende erleben werde. Ich höre eigentlich gar nicht auf. Das ist nicht die richtige Bezeichnung. Ich rauche nicht einmal meine Letzte. Ich denke einfach nur: Ich bin Nichtraucher. In diesem Augenblick ist meine Letzte schon geraucht. Ich verliere nichts. Ich kann im Gegenteil immer mehr Dinge sehen, immer mehr das erleben, was ich ohne sie gewinne. Ich muss keine Tage ohne sie zählen, keinen gesparten Geldbetrag aufsummieren. Ich widme mich nur meinem neuen Leben ohne sie, mit allen Vorteilen, die ich jetzt entdecken und genießen kann, auf die ich mich ab sofort und für immer freuen kann. Ich kann riechen. Ich kann Luft holen und atmen. Ich habe Zeit und kann mir Zeit nehmen. Ich kann meine Beine heben, so oft und so lange ich will. Ich laufe nichts mehr hinterher. Ich muss keine panischen Einkäufe mehr machen. Ich brauche kein Kleingeld und kein Feuerzeug, wenn ich das Haus verlasse. Außer dem Schlüssel muss ich an gar nichts denken. Ich suche meine Belohnung in der Sache selbst. Was immer ich tue, wo immer ich hingehe, egal was geschieht, ich bin frei. Ich denke nicht an sie. Ich lebe ohne sie. Sie ist kein Teil mehr von mir. Sie ist weg. Für den Rest meines Lebens.

Was eigentlich ist

Alles an seinem Platz, bevor die Gedanken zum Nächsten gesprungen sind? War ich dabei? Mit Kopf und Hand und Fuß?

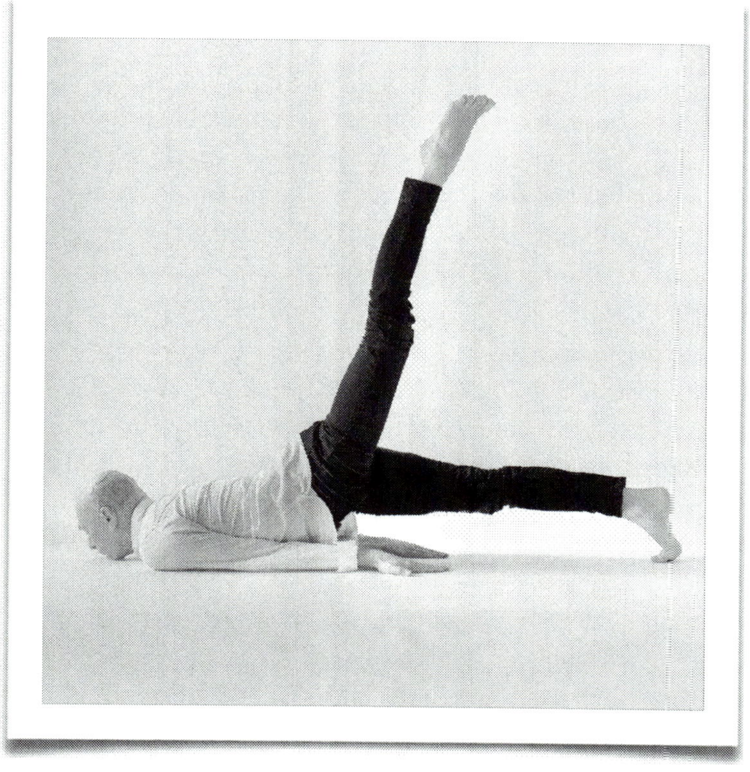

Wir kontrollieren und prüfen vor dem Verlassen der Wohnung regelmäßig alle möglichen Unglücksquellen: Wasserhahn, Schalter an Ofen, Wasserkocher, Eierkocher. Ist der Föhn ausgesteckt? Ist alles eingepackt für den Tag und alle Unternehmungen, die geplant sind? Trinkwasser? Lippenpflege? Hausschlüssel? Zigaretten? Feuerzeug? Warum werden wir unsicher, sobald wir auch nur einen Gedanken an die Frage verschwenden: Ist die Herdplatte wirklich ausgeschaltet? Warum drehen wir mindestens einmal im Monat um, gehen die Treppen wieder hoch, sperren die Tür wieder auf und prüfen, ob wir tatsächlich so verrückt oder gedankenlos waren, ein Tuch über die Heizdrähte des noch warmen Toasters gelegt zu haben? Der Gedanke lässt uns nicht mehr los: Hat es nicht komisch gerochen, als wir die Wohnungstür zugezogen haben? Vielleicht nehmen wir sogar lieber die nächste Ausfahrt von der Autobahn und fahren zurück, als mit der Ungewissheit zu leben, ob wir die Wäsche wirklich aus der Waschmaschine genommen haben. Oder war es dieses Mal andersherum? Haben wir tatsächlich vergessen, die Maschine einzuschalten, und das Hemd wird nicht mehr rechtzeitig trocken und sauber sein? Bekommen wir das den ganzen restlichen Tag nicht mehr aus dem Kopf? Je öfter wir uns dabei erwischen, wieder mal an etwas nicht gedacht zu haben, desto mehr werden wir es ohne pedantische Überprüfung aller Unglücksmöglichkeiten nicht mehr, die Tür zuzuziehen.

Wenn ich immer alles überprüfe, bevor ich das Haus verlasse, mache ich es mir zur Gewohnheit, mir selbst nicht mehr zu vertrauen. Warum achte ich nicht einfach schon vorher darauf? Ich weiß, dass ich unaufmerksam, abgelenkt und unkonzentriert bin, aber statt das zu ändern, mache ich alle Gänge zweimal. So zweifele ich täglich ein Stück mehr an mir selbst. Nicht gut für mein Wohlbefinden. Ich kann mich sogar daran erinnern, wie ich einmal auf der Treppe stehe und nicht mehr weiß, ob ich die Kühlschranktür geschlossen habe. Ernsthaft? Das traue ich mir also zu? Wo war ich denn die letzte halbe Stunde?

Das Vergessen ist nicht das einzige Problem. Ich achte überhaupt nicht darauf, dass ich ganz oft mit fünf Dingen gleichzeitig jongliere: Mobiltelefon, Geldbörse, Kreditkarte, Gepäck, Kugelschreiber. Die linke Hand weiß nicht, was die rechte tut. Ein Fuß schlägt beinahe eine andere Richtung ein als der andere. Und der Kopf geht ganz woandershin. Meine Hände sind geübt darin, das im Augenblick Unwichtige so schnell wie möglich aus dem Weg zu schaffen. Später beginnt dann die nervenaufreibende Suche. Jetzt ist sie plötzlich im Kopf, die Schlüsselkarte. Das Ding, das gerade noch nicht einmal einen Bruchteil meiner Aufmerksamkeit erobern konnte, wird jetzt plötzlich zum Wesentlichen. Ihr Fehlen ruft unweigerlich ungebetene Freunde herbei: Adrenalin, Herzrasen, Schweißausbruch.

Was ist meine Lösung für das Problem? Wie vermeide ich all die ungeliebten Adrenalin-Booster, die nach jedem Entdecken der nächsten Unaufmerksamkeit oder Vergesslichkeit meine Lebensfreude blitzartig erwürgen? Ich versuche, mit dem Körper nicht mehr schneller als mit dem Kopf zu sein. Alles muss an seinem Platz sein, bevor die Gedanken zum Nächsten springen. Ich versuche, auf das zu achten, was ich nicht mehr ernst nehme, weil ich es schon so oft gemacht habe. Ich trainiere meine Aufmerksamkeit für das scheinbar

Überflüssige und Unwichtige. Alles, was ich tue, verdient meine Aufmerksamkeit, sonst brauche ich es nicht zu tun. Ich entwickle abweichende Handlungsroutinen, finde zusätzliche Wege oder definiere spezielle Anlässe, um den Fokus auf jedes einzelne Ausschalten, Ausstecken, Leeren, Füllen, Einpacken, Auspacken und Ablegen zur Gewohnheit werden zu lassen. Der Eierkocher wird zuerst vom Netz genommen, die Eier müssen noch warten. Den Toaster stecke ich aus, erst dann nehme ich die letzte Scheibe Toast heraus. Wenn das Wasser zu Kochen beginnt, wird nicht das Wasser auf das Kaffeepulver gegossen, sondern der Wasserkocher vom Netz genommen. Erst danach wird aufgegossen. Ich widme meine Aufmerksamkeit meinem Stehen, meiner Kopf- und Körperhaltung, bevor ich etwas schäle, ausputze, schabe, schneide. Ich denke an den Schlüssel, nicht an die Haustür oder das Hinausgehen oder den Weg, der vor mir liegt, wenn ich noch gar nicht losgegangen bin. Mein Ziel ist nicht, die Wohnung zu verlassen, sondern den Lichtschalter zu betätigen. Mein Ziel ist nicht, die Schuhe auszuziehen, wenn ich zurückkehre, sondern den Schlüssel an seinen angestammten Platz zu legen. Selbst das Ablegen eines Waschlappens kann ich der Gedankenlosigkeit entziehen. Ich lege den Waschlappen an abwechselnde Stellen und trainiere, mir bis zum nächsten Morgen zu merken, wo er liegt. Ich übe alles so lange, bis meine Aufmerksamkeit zuverlässig bei dem bleibt, was ich gerade tue, und nicht schon vorauseilt zu dem, was scheinbar viel wichtiger ist, auch wenn es erst später dran ist. Für diese Minute hat es gerade keine Bedeutung. Jetzt und hier zählt nur, was in dieser Situation geschieht, auch wenn es etwas ganz Alltägliches ist, etwas

Selbstverständliches und Gewohntes. Hier ist meine Aufmerksamkeit.

Und wenn mir doch einmal die Frage in den Kopf schießt: Hast du dies ausgemacht und jenes eingesteckt? Dann muss ich lächeln und freue mich. Da kann ich mir vertrauen: Ja, habe ich. Ich weiß es. Und das ist kein krampfhafter Versuch einer Erinnerung mit eingebautem Unsicherheitsfaktor. Ich weiß es wirklich, denn ich war dabei. Mit Kopf und Hand und Fuß.

Das ist das Fazit, das ich unbedingt an den Schluss dieses Kapitels schreiben wollte. Doch ich will ehrlich sein. Leider entspricht es nicht der Wahrheit. Ausgerechnet an dem Abend, als ich es schreibe, telefoniere ich mit einer alten Freundin, die ich schon sehr lange nicht mehr gesehen oder gesprochen habe. Schön, wieder in Kontakt zu sein. Das Telefonat dauert so lange, dass ich danach ins Bett gehe, noch ein bisschen lese und dann einschlafe. Erst am nächsten Morgen, das ist gut 12 Stunden, nachdem ich die Waschmaschine gefüllt habe, entdecke ich die nicht mehr ganz so frische Wäsche darin. Die hatte ich eigentlich schon kurz vor dem Telefonat auf den Wäscheständer hängen wollen. Die Wahrheit ist also, vielleicht vergesse ich ein bisschen seltener, was ich auf keinen Fall vergessen will, aber garantiert nicht nie. Es gibt immer wieder Ablenkungen, und meine Aufmerksamkeit schweift ab. Immerhin: Meistens und grundsätzlich weiß ich, was ich tue, und bin mit meinen Gedanken dabei. Wenn sich meine Aufmerksamkeit trotzdem mal die falschen Ziele aussucht, versinke ich nicht aus Verzweiflung im Boden. Vor allem stelle ich nicht mein Vertrauen in mich selbst infrage. Ich kenne mich. Es ist eine Ausnahme, keine generelle Unaufmerksamkeit. Ich weiß, was der Grund für die Ablenkung war. Ich lächle über die ungewollte Überraschung, bevor sie ihre Mitbringsel Adrenalin, Herzrasen und Schweißausbruch aus dem Hut zaubern kann.

Das Murmeltier, das ein Prinzip ist

Lebe ich jeden Tag, als wär's mein erster?

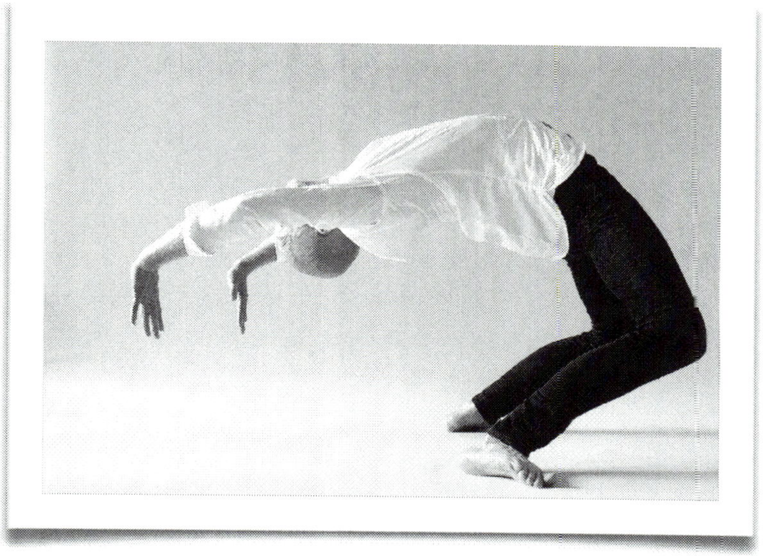

Mein Lieblingskapitel beginnt mit der Geschichte meines Lieblingsfilmes: Ein Wettermoderator erlebt immer und immer wieder denselben Tag. Ausgerechnet er, der aus Langeweile sowieso schon mit seinem Leben abgeschlossen hat. Ausgerechnet den Tag, an dem der langweiligste aller Jobs, die das Leben für einen Wetteransager zu bieten hat, zu absolvieren ist. Schnell entdeckt der alte Zyniker, dass derselbe Tag nicht unbedingt der gleiche sein muss. In immer absurderen Ausgestaltungen des einen einzigen Tages versucht er, der Langeweile zu entkommen. Doch die Schicksalsschleife bestraft spätestens am nächsten Morgen jeden seiner Fluchtversuche mit neuem Frust. Der Tag beginnt erneut. Selbst die Entführung des wetterweisenden Murmeltiers verschafft dem Reporter keine Befriedigung, die Kaskade spektakulärer Selbstmorde seiner Lebensmüdigkeit keine Chance auf Erlösung. Der Mann müsste erkennen und daran arbeiten, dass er und nur er dafür sorgen kann, dass dieser und auch kein anderer Tag seines Lebens je verloren ist. So wenig verloren, so gar nicht sinnlos, wenn er einfach das Beste daraus macht. Genau das lernt er schließlich von seiner Kollegin. Sie, anders als er, weiß überhaupt nichts davon, dass der Tag, den sie gerade erlebt, morgen wieder von vorne beginnen wird. Ihre Fähigkeit zur Empathie, ihre Selbstlosigkeit, ihre Begeisterung über den Ort, den Tag, die Menschen sind so selbstverständlich, dass sie es gar nicht merken würde und es auch keinen Unterschied machen würde, wenn sie morgen noch wüsste, dass sie „heute“ schon erlebt hat. Für sie ist jeder Tag, jede Minute neu. Irgendwann bricht sie damit auch den Schutzpanzer des zynischen und gelangweilten Wettermannes auf. Für sie fängt er endlich an, sein Leben wieder neu zu leben. Obwohl und gerade weil jeder Tag derselbe ist, kann er in allem ein bisschen besser werden, morgen ein bisschen besser Klavier spielen und übermorgen einen Eisblock präziser mit der Kettensäge bearbeiten. Er hat keine Zeit mehr zu verlieren und muss nichts mehr hinter sich bringen, nur weil alles immer wieder von vorne beginnt. Er lernt, zuzuhören und zu verstehen, mit welchen Problemen sich die Menschen in seiner Umgebung herumschlagen müssen. Er lernt, Rücksicht zu nehmen und allen zu helfen, wo er kann. Er lernt, die Einzigartigkeit in jeder Begegnung zu suchen, jede Minute zu gestalten. Er braucht den einen einzigen Tag plötzlich nicht mehr. Jetzt kann tatsächlich ein neuer Morgen beginnen.

Der Film heißt „Und täglich grüßt das Murmeltier". Er ist die Mutter aller Zeitschleifenfilme. Ich sehe mir den Film zehnmal an. Ich werde auch beim elften Mal noch etwas daraus gewinnen. Das Murmeltier, der Film und sein Hauptdarsteller präsentieren eine so hilfreiche Lebensmaxime, dass sie für mich zwangsläufig auch zu ihrem Namensgeber werden: das Murmeltier-Prinzip. Der putzige tierische Titelheld des Films ist ein wunderbares Maskottchen für mein Leben.

Lebe jeden Tag, als wär's dein erster. Das ist es, was die Hauptfigur und wir Zuschauer mit ihr lernen können, und das ist es, was ich das Murmeltier-Prinzip nenne. Der Reporter, für den immer wieder derselbe Tag beginnt, erkennt, dass er gerade deshalb sein Leben immer wieder neu beginnen kann. Er kann Fähigkeiten ausbilden und Fertigkeiten trainieren. Er kann Neues entdecken und jeden Tag ein bisschen besser werden im Umgang mit den Menschen und Tieren, die ihm begegnen, und bei allem, was er tut. Dieses Mal fühlt er sich gut, beim nächsten Mal fühlt er sich gut. Er kann jeden Tag Dinge besser machen. Er lernt wegen seines Bedürfnisses, besser zu werden.

Das Ende des Films zeigt den ehemals ungeliebten Zyniker nun als allseits geschätzten Menschenfreund. In wenigen Minuten erleben wir im Schnelldurchlauf eine Zusammenfassung aller Erkenntnisse und Prinzipien, die ihm Freude, Erfüllung, Liebe und Erfolg bescheren, die ihn in seinen Olymp des Wohlbefindens heben. Er nimmt sich die Zeit und gestaltet sie. Er hat sie nicht zu verlieren. Er bringt keine Minute mehr hinter sich. Er zittert nicht ängstlich ihrem Ablauf entgegen. Er muss auf nichts und niemanden warten. Er tut nichts, nur weil er es muss, nichts, was er nicht will. Alles, was passiert, macht er zu seiner Entscheidung. Er hält große Schritte nicht mehr für wichtiger als kleine. Er tut das Falsche nicht mehr und das Richtige gerne, ohne Zögern und Zweifel. Alles Hinderliche lässt er weg, lebt ohne alles, was ihn unter Druck setzt, einschränkt oder demotiviert. Er sieht das Eigentliche und sucht es. Er widmet allem auf seinem Weg die nötige Aufmerksamkeit. Er ist effektiv darin, alles zu seiner Zeit zu machen, und lässt sich nicht verführen, seine Aufmerksamkeit zu teilen. Er vertraut sich selbst und strahlt Selbstbewusstsein aus. Sein Wohlbefinden ist für alle sichtbar, und doch so bescheiden und von ruhiger Selbstverständlichkeit, dass wir nicht anders können, als uns davon anstecken zu lassen.

Lebe ich einen bekannten Tag, als wär's mein erster? Schaffe ich es, nicht alles immer von vorne zu erleben, sondern neu? Spüre ich – ohne zu vergessen, was ich schon gelernt habe – immer wieder die Aufbruchstimmung eines neuen Anfangs? Eine Begeisterung wie die des Kleinkindes beim ersten Schritt? Wie bei den ersten Metern frei auf dem Fahrrad, mit den Skates oder auf dem Surfboard? Wie bei dem Drachen, der sich nach vielen Versuchen zum ersten Mal an der Schnur in meiner Hand hoch in die Lüfte schwingt? Kenne ich das Gefühl, dass kleine Schritte reichen, weil ich weiß, morgen kommen wieder ein paar neue dazu? Merke ich, wie mich die kleinen Schritte so zuverlässig befriedigen, dass ich ein großes Ziel ganz aus Versehen und beinahe überrascht erreiche und mir sofort wieder neue kleine Schritte suche, ohne die mein Leben sich sonst leer anfühlen würde? Arbeite ich so motiviert daran, immer ein bisschen besser bei etwas zu werden, dass ich es höchstens als Kollateralschaden in Kauf nehme, am besten darin zu sein? Wichtig ist es nicht. Dann und so ist das Murmeltier-Prinzip: immer wieder der erste Tag, für mich eine nie versiegende Quelle für mein Wohlbefinden.

Mit dem Film und seinem Titeltier nimmt meine Studie einen Meilenstein. Ich mache Dinge, die ich schon zu oft gemacht habe, anders, langsamer, zu einem anderen Zeitpunkt, an einem anderen Ort oder mit einem anderen Menschen. Ich freue mich jeden Morgen auf die Frage: Bist du bereit für deinen ersten Tag?

Der Fleck, der nicht blind ist

Ich werde der ungebetene Gast in meinem Kopf. Fühle ich mich willkommen und zu Hause bei mir?

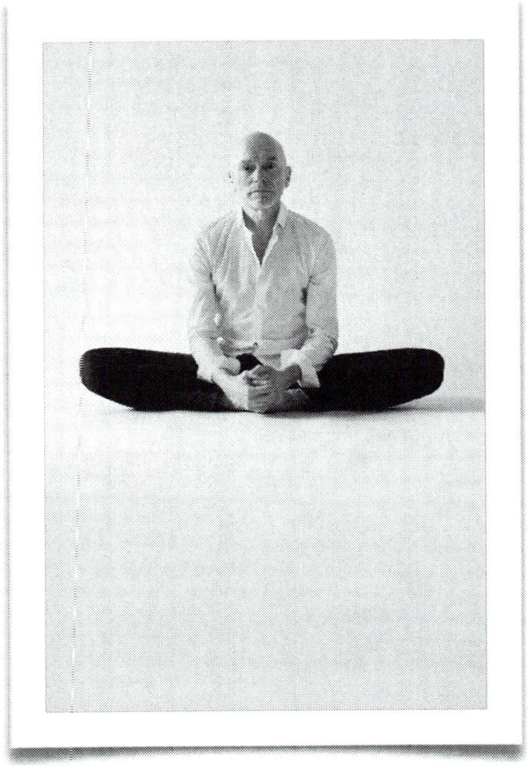

Auf der Suche nach Steuerunterlagen stellt sich plötzlich ein schlechtes Gefühl bei mir ein. Ich will die Kammer gar nicht erst betreten, in der ich die Ordner in einem Stapel vermute. Die Türscharniere quietschen. Das Licht ist kaputt. Ich brauche eine Taschenlampe und wische Staub von alten Schulbüchern und Heften aus der Studentenzeit. Alles steht und liegt zusammen mit einigen mehrmals umgezogenen und nie ausgepackten Kisten im hintersten Eck der Kammer aufgetürmt. Ich versuche, mich mit einem Lächeln über das Unwohlsein hinwegzutrösten, doch es gelingt nicht. Irgendwo da drin muss der Ordner für die Steuer sein. Die Lust auf die Suche danach sinkt mit jeder Minute Aufenthalt in der Kammer des Schreckens. Plötzlich fängt auch noch die Taschenlampe zu flackern an. Wahrscheinlich sind die Batterien leer. Gleich wird es dunkel. Für die Steuererklärung sehe ich dann erst mal schwarz. Morgen ist auch noch ein Tag. Und wenn ich es mir recht überlege, übermorgen auch.

An einem der nächsten Tage entdecke ich meinen Widerwillen, mich einem Regal zu nähern. Das kommt mir bekannt vor. Das Gefühl ist nicht ganz so stark wie in der Kammer des Schreckens, aber genau daran erinnert es mich. Auch an dem Regal habe ich schon länger nichts mehr zu schaffen gehabt, und es liegt auch hier überall eine ganze Menge Staub. Wenn ich es recht bedenke, mache ich außerdem seit vielen Monaten einen Bogen um einen alten Beistelltisch im Wohnzimmer. Ich will nicht mal hinschauen zu dem Ungetüm voller ungeordneter Zeitschriften, Stapel alter Programmhefte und Werbeprospekte. Ich gehe am liebsten gar nicht in seine Nähe, außer ich muss ein weiteres nutzloses Heft oder ein paar Blätter Papier irgendwo zwischenlagern. Wobei:

Vielleicht muss ich eher von Endlager sprechen. Und weil der Platz dort allmählich ausgeht und die Stapel so bedenklich in die Höhe gewachsen sind, dass bei der geringsten Erschütterung eine kleine bis mittlere Havarie droht, mache ich auch mit dem Staubsauger einen großen Bogen um das Tischchen, was wiederum die darunter prächtig gedeihende Wollmauskolonie sehr zu genießen scheint. Aufgrund des geschilderten Platzmangels wächst dafür jetzt seit geraumer Zeit auch noch am Ende des Küchentischs ein Kunstwerk aus überflüssigen Dokumenten in die Höhe. Auch dieses Eck ist kein wirklicher Aufenthaltsort mehr für mich. Das ist schon von Weitem erkennbar, weil selbst die Stühle deutlich auf Distanz mit diesem Ende des Tisches gehen. Wenn ich mich so umschaue, besteht beinahe meine halbe Wohnung aus Zonen, in denen ich mich nicht aufhalten will. Ernsthaft? Die eigene Wohnung vollgepackt mit No-go-Areas?

Es dauert noch ein paar Tage, bis ich sicher bin, dass ich mir nicht mehr länger selbst den Platz zum Leben nehmen und mich meiner Freiheit berauben will. Die Entscheidung ist gefallen, der Plan steht: Ich fange an, zu putzen. Zuvor und immer wieder zwischendurch wird alles weggeworfen, was offensichtlich schon lange nicht mehr oder auch noch nie einen Platz in meinem Leben hatte. Papiertonne, Glastonne, Altkleidercontainer und Wertstoffhof werden meine besten Freunde. Als ich nach mehreren Tagen Wischen, Saugen, Wegwerfen und Aufräumen endlich alle No-go-Areas beseitigt habe, gehe ich stolz in der ganzen Wohnung herum, öffne alle Türen, betrete die Kammer mit neu installierter Beleuchtung und setze mich schließlich im Wohnzimmer auf die Couch. Ich nehme die Füße hoch und kann nicht verhindern, dass sich in meinem Gesicht ein Lächeln breitmacht. Ich fühle mich von einer Last befreit und werde regelrecht überwältigt von meinem Glücksgefühl. Ich bin so erfüllt und berauscht von positiven Gedanken, dass ich nach noch mehr von dieser Freiheit und Leichtigkeit giere.

Ein Manifest entsteht in meinem Kopf. Punkt eins: Ich werde nicht mehr zulassen, dass sich auch nur ein ungebetener Besuch aus Papier oder Plastik Platz in meiner Wohnung verschafft. Punkt zwei: Falls ich morgen an Punkt eins scheitere, werde ich nicht zulassen, dass sich der ungebetene Gast übermorgen aus meinem Blickfeld schleicht und das sinnlose Wachstum des nächsten überflüssigen Stapels befördert. Alles, was mit nach Hause kommt und hierbleiben will, muss sich seinen Platz erkämpfen. Ich schicke jeden Gegenstand in den K.-O.-Wettkampf. Nur wenn ein Verlierer den Rückzug antritt, darf ein Gewinner bleiben. Punkt drei: Die strikte Aufenthaltsregulierung wird unterstützt durch eine drastische Beschränkung der Unterkünfte für den Ballast: keine Kommode, kein Tisch und kein Stuhl mehr für die überflüssige Ablage. Sogar ein ganzer Schrank muss noch weg. Kein Stauraum mehr für Unbrauchbares. Alles, wovon ich mich befreien möchte, bekommt keine Möglichkeit mehr, irgendwo liegen zu bleiben. Ich will überall hinschauen können. Punkt vier: Da gibt es noch einen weiteren Bereich zum Aufräumen, Abstauben und Entrümpeln. Echt jetzt? Wo? Nein, das glaube ich nicht. Ich muss ein oder zwei Tage darüber nachdenken, wehre mich noch dagegen. Doch ja, es ist nicht zu leugnen. Da sind noch blinde Flecken, und zwar in meinem Kopf. No-go-Areas der Gedanken.

Ich stelle mir vor, ich bekomme unangekündigten Besuch. Was räume ich alles weg, wenn ich die Türklingel höre? Was liegt herum? Schmutzige Wäsche, zum Beispiel? Ist die Wohnung vorzeigbar? Und jetzt stelle ich mir vor, der Besuch findet in mir selbst statt, in meinem Kopf. Jemand schaut mal zufällig in meinen Gedanken vorbei. Welche schmutzige Wäsche liegt dort herum? Was möchte ich gerne noch aus dem Weg räumen? Was für ein Klima herrscht da? Fühlt man sich willkommen? Fühle ich mich willkommen und zu Hause bei mir? Ich will daran arbeiten, in mir selbst eine Atmosphäre zu schaffen, in der ich mich gerne bewege, in der ich mich zu Hause fühle. Ich werde der ungebetene Gast bei mir selbst und räume auf in meinem Kopf.

Da sind die Gedanken, die nur negativ sind, mit denen ich andere und mich selbst kleinmache. Da sind die Gedanken, die ich nicht zu denken wage. Gedanken, die mir im Kopf herumgehen, ohne dass ich sie zu Ende denken kann. Die Themen, die ich mich vor mir selbst nicht auszusprechen traue. Die Neins, die nur Ausreden sind und sich seit vielen Jahren stapeln, die Jas, die nicht ehrlich gemeint sind und nie zu Konsequenzen führen. Da sind Entscheidungen, die mir im richtigen Augenblick immer falsch oder mindestens gerade viel zu weit weg erscheinen, Fragen, die ich für zu düster, und Antworten, die ich für zu mühsam halte.

Das alles ist nicht einfach aufzuspüren und noch schwerer zu beseitigen. Die Staubschicht in der Kammer des Schreckens kommt mir verglichen mit der Generalreinigung im Kopf wie ein Spaziergang vor. Doch mit der Staubschicht und der Wollmauskolonie habe ich es geübt. Ich kenne das gute Gefühl, das eintritt, wenn ich mich von dem Ballast befreie.

Ich will keinen blinden Fleck mehr. Nicht in der Wohnung und auch nicht in meinen Gedanken. Keine aufgestauten Verschiebungen, die immer wieder hervorquellen und mich belagern. Keine Halbheiten. Kein schlechtes Gewissen mehr. Ich ergreife ab sofort jede Chance, zu handeln. Ich erledige, was ich erledigen kann, sofort, oder ich entscheide und plane, wann ich mich darum kümmere. Ich mache alles so gründlich wie möglich oder ich lasse es ganz. Ich hadere nicht mit der einen und nicht mit der anderen Entscheidung. Ich stelle mich nicht mehr taub, schaue nicht mehr weg, richte meine Gedanken auf alles, was nötig ist.

Punkt fünf: Jetzt entdecke ich doch tatsächlich noch eine positive Seite der No-go-Areas. Wenn ich etwas an einem bestimmten Ort nie gemacht habe, wenn ich es zu bestimmten Zeiten nicht getan habe, mit bestimmten Menschen oder ohne bestimmte Menschen, kann sich das als sehr hilfreich erweisen, wenn ich damit aufhören will. An einem bestimmten Ort nie geraucht zu haben, macht es mir viel leichter, das Rauchen ganz zu lassen. Ich weiß ja bereits und habe es auch geübt, dass es an diesem Ort ohne funktioniert. Die rauchfreien Räume bei mir zu Hause, die Vormittage ohne Zigarette am Samstag, die Treffen mit Freunden, bei denen nicht geraucht wird, sind meine mentale Basis, als ich ganz damit aufhören will. Es fällt mir viel leichter, weil ich es schon praktiziert habe. Es fällt viel leichter, weil ich irgendwo bleiben kann, wo ich noch nie geraucht habe. Weil ich Situationen kenne, in denen das Nichtrauchen die Gewohnheit ist. Dasselbe gilt für Orte, an denen ich keinen Alkohol trinke oder keine Tiere esse. Außerdem ist es so sehr viel einfacher, etwas zu dosieren, wenn ich zum Beispiel nicht ganz damit aufhören möchte. Deshalb kaufe ich Schokolade immer nur am Kiosk und schaue im Supermarkt grundsätzlich überhaupt nicht auf das Süßigkeitenregal. Ich habe keinen Fernseher am Bett. Ich trinke keinen Alkohol allein. Ich nehme kein Mobiltelefon beim Spaziergang mit in den Wald. Mein Fazit lautet: Was immer du in deinem Leben anfängst, vermeide es an mindestens einem bestimmten Ort, mit einer bestimmten Person, zu einer bestimmten Zeit. Vielleicht hilft dir genau dieser Ort, diese Person oder dieser Zeitraum dabei, wenn du die Sache irgendwann einschränken oder vielleicht doch ganz lassen willst.

Die Aufmerksamkeit, die beim Bären ist

Ich bin gerne ich.

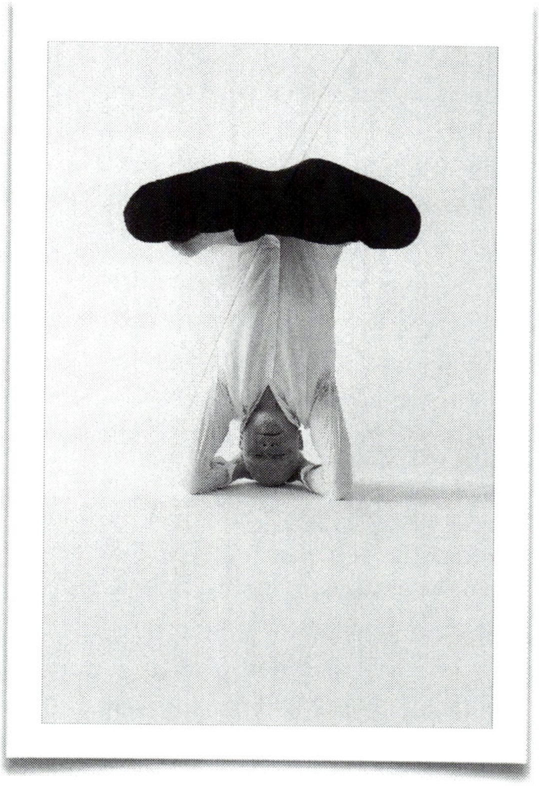

Wenn ich Menschen unterschiedlichen Alters beobachte, komme ich auf einen erstaunlichen Gedanken: Können Kinder und auch alte Leute vielleicht besser und zuverlässiger bei sich sein? Sie widmen sich ihrer Sache mit einer Ausschließlichkeit, mit einer großen Aufmerksamkeit, selbstverständlich und gleichzeitig trotzdem auch spielerisch. Nichts sieht nach Aufwand und Arbeit aus. Also, denke ich dann, so will ich auch in mir ruhen. Wie ein Kind im Sandkasten. Ich will auch so schnell und zuverlässig wieder zu mir kommen, wenn ich wieder einmal außer mir bin. Und dann fällt es mir plötzlich wieder ein: Ich konnte das doch früher auch, oder nicht? Es gab da einen sehr wichtigen Kollegen, der mir dabei behilflich war. Und zwar meinen Teddybären. Schlagartig habe ich meine damalige ungeteilte, unbedingte Aufmerksamkeit für ihn wieder vor Augen. Ich verdrücke eine Träne. Ich habe meinen Teddybären vergessen. Physisch ist er möglicherweise immer noch irgendwo am Leben, aber in meinem Kopf? Er war einmal mein wichtigster Besitz. Er war da, wenn sonst niemand da war. Er musste auf jeder Reise dabei sein, zwei Stunden auf dem Fahrrad am Fluss entlang oder eine Woche in den Bergen. Der Teddybär war die Beruhigung meines Lebens, der Begleiter in der Einsamkeit, der Retter vor dem Abgrund. Er war treu an meiner Seite in der schlaflosen Nacht. Er war das Kopfkissen, auf dem ich mich zur Ruhe betten konnte, selbst dann, wenn ich vor Angst oder Schmerz vollkommen außer mir war. Wenn ich an mir selbst scheiterte, im Angesicht einer Ungerechtigkeit verzweifelte, wenn ich in Ohnmacht vor dem Unheil in der weiten Welt erstarrte oder mit einem Weinkrampf vor den Eltern tobte – der Teddybär gewann immer fraglos meine ganze Aufmerksamkeit. Diese bedingungslose, uneingeschränkte Aufmerksamkeit katapultierte mich zuverlässig zurück zu mir. Also: Wo bist du heute, mein Teddybär? Oder wer? Oder was? Ich stelle diese Fragen, aber dann verfalle ich immer wieder auf diesen anderen Gedanken: Zu wem oder was kehre ich da eigentlich zurück, wenn ich nicht bei mir war? Will ich das gar nicht so sehr? Bei mir sein? Habe ich vielleicht gute Gründe, mich immer wieder von mir selbst zu entfernen? Mich zu verlieren? Bin ich gar nicht so gerne der, der ich bin? Doch all diese Zweifel schicken mich nur immer wieder von neuem auf Gedankenreisen. Ich muss endlich damit anfangen, mir selbst zu vertrauen: Ich bin gerne ich!, sage ich mir. Es ist in Ordnung, bei mir zu sein. Ich bin da genau richtig. Genau so: einfach bei mir! Es ist in Ordnung, meine Aufmerksamkeit darauf zu konzentrieren. Ich achte darauf, wo und wie es mir leicht fällt, zu mir zu kommen. Zur Ruhe zu kommen. Ein Möbelstück fällt mir ein: Die Couch. Was für ein erstaunlicher Ort das doch ist! Mit so unendlich vielen Möglichkeiten. Und nichts davon ist zwingend. Jeder Zustand, jede Lage, jede Tätigkeit ist möglich und erlaubt. Und es ist immer ein Stück Entspannung und Abschalten dabei. Ich suche mir Gewohnheiten. Die Tasse Kaffee am Nachmittag. Der Blick in eine Baumkrone, bei Sonnenlicht, Regen, oder Wind. Ich treffe mich mit den richtigen Menschen. Die, die mich „ich" sein lassen. Die, die mir fraglos dabei helfen, bei mir zu sein, so, wie ich hoffentlich auch ihnen. So, wie früher mein Teddybär.

Die Zeit, die das Geschenk ist

Mehr als mich selbst habe ich nicht dabei.

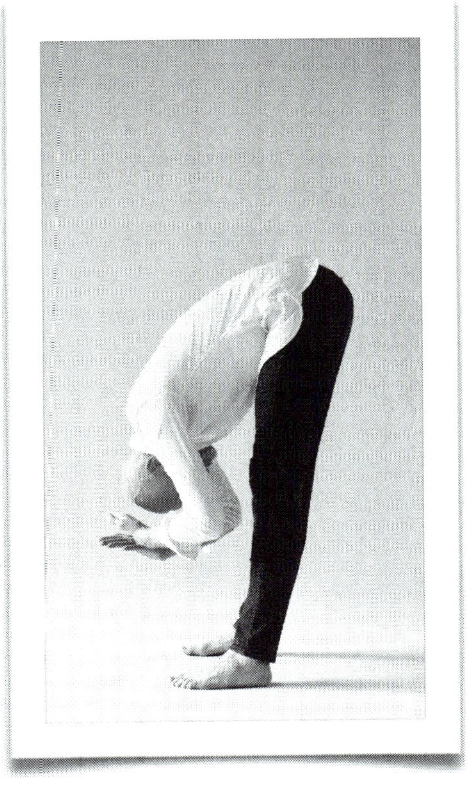

Ich beneide Menschen, die gerne etwas schenken. Ich beneide sie, weil sie mein Gefühl, etwas schenken zu müssen, ohne es eigentlich zu wollen, offensichtlich nicht kennen. Vielleicht haben sie auch einfach gelernt, besser damit umzugehen. Geschenke sind bei vielen Gelegenheiten scheinbar unvermeidlich. Ich bilde mir ein, ich müsste etwas schenken, weil es zu einem bestimmten Anlass üblich ist. Ich spüre, ich muss mich für etwas revanchieren oder bedanken oder ich sollte meine lieben Gedanken an jemanden mit etwas dokumentieren: Schau doch, ich habe an dich gedacht. Das wird dir bestimmt gefallen.

Was schenke ich? Etwas Passendes? Etwas Praktisches? Etwas Spannendes? Etwas Besonderes? Etwas Essbares? Etwas Trinkbares? Etwas zum Anziehen? Ich will doch eigentlich gar nichts schenken. Es gibt verschiedene Arten, mit diesem Gefühl umzugehen. Eine der schlechtesten ist sicher, es tatsächlich nicht zu tun und neidisch auf die zu sein, die es gerne tun. Mögen sie das Schenken lieber, weil sie auch selbst gerne Geschenke bekommen? Tun sie sich leichter, weil sie die Konventionen und Zwänge nicht bemerken und sich die vielen Fragen erst gar nicht stellen? Warum muss ich mir überhaupt so viele Gedanken darüber machen? Nichts ist gut, was ich nur tue, weil ich es tun muss. Nicht mal das Nachdenken darüber ist gut. Ich möchte es lassen. Einfach aufhören mit dem Schenken wie mit dem Nachdenken darüber.

Mir ist ein bisschen mulmig bei der Entscheidung. Natürlich. Ich habe das schließlich viele Jahre anders eingeübt. Doch wie so oft erwartet mich eine positive Überraschung. Doch zunächst einmal ist da nur meine Unsicherheit, als ich zum ersten Mal ohne das übliche Geschenk zu einem Besuch aufbreche. Sie steigert sich von Minute zu Minute. Vor der Haustür der Gastgeber geht mein Puls durch die Decke. Ein Geschenk hilft nun mal genau über diese anfänglichen Unsicherheiten bei einer Begegnung hinweg. Es liefert ein Thema für die ersten Sätze, das Zueinanderfinden. Die Aufmerksamkeit ist abgelenkt. Geschenke für Kinder lösen eine ganze Kaskade von Aktivitäten aus, die jedes Eis brechen. Dagegen stehe ich mit bloßen Händen an der Tür. Ich weiß nicht mal, wo ich sie hintun soll, diese Hände, in denen nichts ist, was jemandem entgegengestreckt werden könnte. Schon die Geste fehlt so sehr, dass ich mich nackt fühle. Für einen Moment kommt es mir so vor, als starrten alle darauf, auf diese leeren Hände, und ich bin froh, dass ich mich wenigstens in eine Umarmung stürzen kann. Danach ist alles halb so dramatisch. Unspektakulär eigentlich. In Wahrheit ist ein schöner Abend mit oder ohne Geschenk ein schöner Abend. Wo ist also die Überraschung?

Ich weiß noch nicht genau, was ich denken soll. Jedenfalls mache ich es immer wieder, so ohne Geschenk, und dann bald nur noch so. Egal ob Geburtstagsparty oder Essenseinladung, ich habe keine Geschenke dabei. Doch eines Tages fällt es mir dann bei den Kindern auf: Die Kinder wissen, wer zur Gruppe der Schenkenden gehört und wer zu der Gruppe, die nichts schenkt. Bei den Schenkenden schauen die Kinder tatsächlich auf die Hände. Sie achten auf jede Bewegung und lauern auf verräterische Gesten. Ich sehe die Frage in ihrem Blick: Wo ist unser Geschenk? Irgendwo muss es doch sein? Wenn es jemand nicht in den Händen hält, wird sie oder er es doch sicher gleich aus einer Tasche ziehen, oder? Die Kinder fragen sogar direkt: Hast du uns denn nichts mitgebracht? Vielleicht werden sie von ihren Eltern ermahnt: So etwas sagt man doch nicht. Aber wenn sie von jemandem immer Geschenke bekommen haben, dann können sie gar nicht anders. Sie freuen sich darauf und sind enttäuscht, wenn es nicht passiert.

Wenn ich zu Besuch komme, sieht es anders aus. Mehr als mich selbst habe ich nicht dabei. Aber auch nicht weniger: Die Kinder bekommen meine volle Aufmerksamkeit und meine Zeit. Die Erwachsenen natürlich auch, aber vielleicht nicht unbedingt in der ersten Stunde des Besuchs. Die Erwachsenen bekommen die Freude ihrer Kinder. Und ich die Freude aller. Und das ist die Überraschung: Aufmerksamkeit und Zeit sind ein Geschenk für uns alle. Nichts mehr zu schenken, macht genau das auch für mich selbst zum schönsten Geschenk.

Mir fällt eine Reise nach Kambodscha ein. Es ist noch nicht die Zeit, in der sich das Land schon zu einer Touristenregion entwickelt hätte. Es gibt viel individuelle Initiativen und wenig organisierte Reiselogistik. Es herrscht ein sehr einfaches Leben, aber keine Armut, weil der nach außen sichtbare Reichtum als notwendiger Gegensatz dazu ebenfalls noch weitgehend fehlt. Trotzdem gibt es bettelnde Kinder, die sich an jeden der wenigen Touristen hängen. Man kann sich nur in einer Traube mit fünf oder zehn der kleinen Quengler über ein Tempelgelände bewegen. Sie bleiben immer da. Schenkt man ihnen etwas, wollen sie noch mehr. Schenkt man ihnen nichts, hören sie nicht auf, weiter darauf zu hoffen. Erste organisierte Strukturen sind auch schon zu spüren. Die Kinder bieten recht sinnlosen und billig hergestellten Ramsch als Gegenleistung für die erbettelten Münzen an. Falls da schon Drohungen und Druck im Hintergrund wirken, haben sie den Drang der Kinder nach Spiel, Spaß und Freiheit aber noch nicht vollständig überlagert.

Am deutlichsten sichtbar wird das, als wir das Gelände wieder verlassen. Am Ausgang stoßen die verschiedenen Trauben von Kindern und ihren Touristen, die sie seit Stunden belagert haben, aufeinander, und die Kinder zeigen sich stolz ihre Beute. Vielleicht ist es der einen Gruppe gelungen, mit gleich zwei verkauften Flöten einen Betrag im Wert von 50 Cent zu ergattern. Vielleicht hat eine andere Gruppe ein Tuch oder eine Tasche geschenkt bekommen. Wir können, ohne die Sprache zu verstehen, recht gut feststellen, welche Gruppe mit welcher Beute den größten Triumph feiert. Unsere Gruppe wird als letzte aufgefordert, ihren Schatz vorzuzeigen. Sie sind verhaltener, denn wir haben den Kindern gar nichts gegeben. Jedenfalls nichts Materielles.

Nachdem sehr schnell klar ist, dass die lästigen Racker weder mit noch ohne Geschenke loszuwerden sind, wollen wir wenigstens Spaß mit ihnen haben. Als Kind habe ich geübt, mit den Händen einen Hohlraum zu bilden und die Luft mit einer Art Pumpbewegung zwischen den Fingern hineinzusaugen und wieder herauszupressen. Dabei entstehen erstaunlich laute Pups- und auch verschiedene andere mehr oder weniger hoffähige Geräusche. Als ich das den Kindern in unserer Gruppe vorführe, dramaturgisch geschickt wiederhole und steigere, vergessen sie ihre Bettelmission bald komplett und begeistern sich die ganzen zwei Stunden an immer neuen Varianten meines Handwerks und ihren eigenen Bemühungen, das Kunststück nachzuahmen. Das wird jetzt am Ausgang bestraft, weil sie keine Beute vorzuweisen haben. Unsere Gruppe sieht wie der sichere Verlierer aus. Ich beobachte, wie sie mit ihren Händen zeigen wollen, was sie bei uns erlebt haben. Heftige Diskussionen. Schließlich geben sie sich einen Ruck. Sie winken mich zu ihrer Versammlung. Einer kommt sogar her, um mich zu holen. Natürlich muss ich hin. Als ich die Hände aufeinanderlege und mit entsprechender Theatralik die Pupsgeräusche fabriziere, gibt es kein Halten mehr bei der Kinderschar. Die verkauften Flöten und die eroberten Tücher sind vergessen. Die Mitglieder unserer Gruppe präsentieren den Mann, der mit den Händen pupst. Sie werden mit ausgiebigem Lachen und lautstarken Jubelschreien gefeiert.

Genau diese Freude fällt mir jetzt wieder ein. Was für ein schönes Geschenk. Und es funktioniert auf der ganzen Welt: Zeit und Aufmerksamkeit.

Die Entscheidung, die frei ist

Ich arbeite frustriert daran, ein Leben zu finanzieren, das zu viel Geld kostet, und bin frustriert, wegen der Arbeit nicht die Zeit zu haben, dieses Leben zu leben.

Ich bin ein Vertreter der einzigen Spezies, die alles gern tun kann und nichts tun muss.

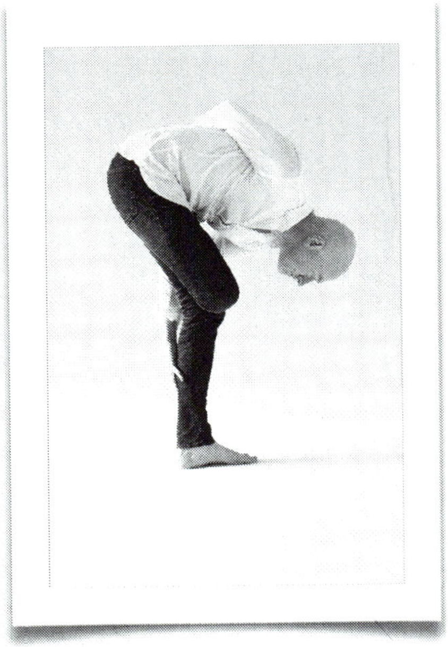

Freiheit ist ein magisches Wort. Ich kann damit zu Beginn eines neuen Jahres mein Leben konditionieren. Warum entdecke ich den Begriff erst so spät für meine Studie? Vielleicht traue ich mich einfach nicht an ihn heran, weil er so vereinnahmt ist, vor allem natürlich von der Politik. Die Antwort liegt aber auch in der Frage nach dem Gegenteil. Die Freiheit, etwas zu tun, wird meistens ausgehebelt durch die Unmöglichkeit, etwas nicht zu tun. Wenn ich über Freiheit nachdenke, fällt mir Zwang ein. Ich sage: Ja, das würde ich wirklich gerne tun, aber ... Hinter dem „aber" kommen dann viele Punkte, die meiner Entfaltung und meinem positiven Lebensgefühl entgegenstehen. Ich höre meistens schon nach zwei oder drei Argumenten auf, weiter darüber nachzudenken. Seit ich jedoch das „aber" weglasse, hat sich meine Freundschaft mit der Freiheit gravierend verbessert. Wie schaffe ich es, all den Zwängen zu entkommen, die sich gegen mein Wohlbefinden verschworen haben und die immer wieder schon die Idee davon ersticken wollen?

Alles beginnt mit so etwas wie meiner persönlichen Inflation. Diese ist keine Teuerungsrate und hängt nicht davon ab, wie sich die Verbraucherpreise entwickeln. Es geht einzig und allein darum, wie sich mein persönlicher Verbrauch entwickelt. Diese Entwicklung ist auf wunderliche Weise immer direkt an mein Einkommen gekoppelt. Je mehr ich mir leisten kann, desto mehr leiste ich mir. Die Wohnung, die Kleidung, die Lebensmittel, die Orte, an denen ich konsumiere, die Urlaube, die ich mache, und die Fortbewegung, die ich wähle, alles hängt von meinem Einkommen ab. Deshalb habe ich immer nur gerade so viel Einkommen, wie ich auch wirklich brauche. Eigentlich bräuchte ich sogar immer noch ein bisschen mehr. Vor allem, wenn ich die Freunde und anderen Menschen um mich herum als Maßstab heranziehe. Menschen, bei denen ich genau die Stufe beobachten kann, die ich selbst noch nicht erreicht habe.

Mein erster Urlaub war ganz anders als jeder Urlaub heute. Auch das erste Weggehen, Essengehen, Kneipenbesuche, die ich selbst finanzieren musste, waren nicht vergleichbar mit dem, was ich heute unternehme. Wie viel weniger kostete das alles, selbst inflationsbereinigt, als heute? Ich ziehe diese allgemeine Inflation ab, und so komme ich zu meiner persönlichen Inflation. Wie hoch ist meine persönliche Preisentwicklung? Habe ich meine Ausgaben verdoppelt? Verdreifacht? Wahrscheinlich sollte ich gleich eine Null dranhängen. Aber wie sieht es mit der Qualität aus? Schmeckt mir das Essen im Restaurant heute doppelt so gut wie damals in der Kneipe? Ist der heute dreimal so teure Urlaub mit dem Interkontinentalflug dreimal so schön wie damals der Ausflug im ersten eigenen Auto gerade mal hinter die Landesgrenze? Gefühlt ist eher das Gegenteil der Fall. Spannung, Erlebnis, Überraschung und Abenteuer des ersten Mals sind durch keine Bezahlung zu ersetzen. Mit den richtigen Menschen ist damals alles noch viel schöner, selbst wenn es mit den richtigen Menschen auch heute noch schön sein kann.

Ich leiste mir jetzt alles Mögliche, das früher nicht möglich war. Ich unterwerfe mich zusammen mit allen Menschen um mich herum dem Zwang, mir alles Mögliche leisten zu können. Ich bin selbst Teil des Zwangs für andere. Das wirkt alles sehr selbstverständlich und löst keine Krisen in mir aus, aber wenn jemand von uns sich etwas plötzlich doch nicht leisten kann, merken wir, wie groß der Zwang tatsächlich ist. Wenn er oder sie es zu verbergen versucht, noch mehr.

Die erste Verschwörung gegen meine Lebensfreude und Zufriedenheit ist also aufgedeckt: Ich muss Geld verdienen. Ich arbeite frustriert daran, ein Leben zu finanzieren, das zu viel Geld kostet. Die zweite Verschwörung gegen mein Wohlbefinden hängt direkt damit zusammen: Ich habe wegen der vielen Arbeit überhaupt keine Zeit für das schöne Leben, das ich mir damit finanzieren will. Ich arbeite also frustriert daran, ein Leben zu finanzieren, das zu viel Geld kostet, und bin frustriert, wegen der Arbeit gar nicht die Zeit zu haben, dieses Leben überhaupt leben zu können. Versuche ich, aus diesen beiden Zwängen auszubrechen, schlägt die dritte und entscheidende Komponente der Verschwörung zu: Ich verliere meine Freunde, weil ich mir das Leben, das ich mit ihnen teile, nicht mehr leisten kann.

Nun gut, das ist alles ein bisschen sehr übertrieben. Ich bin, ehrlich gesagt, gar nicht wirklich darauf fixiert, mir diese Art von Freiheit leisten zu können. Vielleicht sind mir die Dinge, die man sich leisten können muss, nie wirklich wie Freiheiten vorgekommen. Vielleicht fehlen mir für die teuren Freiheiten einfach auch die geeigneten Freunde. Tatsächlich stelle ich sogar fest, dass ich schon vor längerer Zeit damit angefangen habe, an meiner persönlichen Deflation zu arbeiten. Ich gebe immer weniger Geld aus. Ich schaffe sinnlose Versicherungen ab. Ich enttarne alle überflüssigen Fixkosten. Ich unterlasse Ausgaben, die ich früher gedankenlos gemacht habe, obwohl nicht der geringste Gewinn an Lebensqualität damit verbunden ist. Ich achte darauf, die Dinge, die ich unterwegs brauche, dabeizuhaben. Die Dinge, die ich für den Konsum unterwegs erst erwerbe, sind doppelt so teuer und halb so gut. Essen und Getränke zum Mitnehmen vermeide ich ohnehin, weil ich ihnen unterwegs sowieso keine Aufmerksamkeit widmen kann. Ich kündige Abos, die ich nur als Pausenfüller, gehetzt oder oberflächlich genießen kann, und Mitgliedschaften, die ich schon einen Monat nach Abschluss vergessen habe. Ich fahre Fahrrad statt Auto und öffentliche Verkehrsmittel. Nicht jedes Spaßversprechen muss nachhaltig sein, aber Dinge ohne irgendein Spaßversprechen bekommen meine Aufmerksamkeit gar nicht mehr. Ich kann meine persönliche Inflation vielleicht nicht komplett von den mir wichtigen Menschen entkoppeln, aber ich kann sehr stark trennen zwischen den Dingen, die ich mit ihnen mache, und den Dingen, die ich ohne sie nicht brauche. Ein teures Essen ersetzt nur mit den allerbesten Freunden ein gutes, an das ich mich mit Appetit setze. Ich widme mich lieber neugierig den hundert oder tausend kleinen kostenlosen Abenteuermöglichkeiten des Alltags, als dass ich Bestelllisten für Produkte wälze, deren Nutzen schon beinahe mit dem Auspacken abgehakt ist. Überflüssige Gegenstände, genauso wie ihr Verpackungsmüll, bekommen in meiner Wohnung sowieso keinen Platz mehr. Außerdem arbeite ich eigentlich sehr gerne und frustriere mich dabei ganz sicher höchstens auf dem Niveau einer defekten Kaffeemaschine. Wieso soll das also ein Zwang sein? Wegen des Geldes, das ich verdienen muss? So viel muss ich ja gar nicht mehr verdienen. Was also ist das Problem?

Es ist dieser Satz, der mich seit einer Ewigkeit fasziniert und an den ich immer denke, wenn ich über Freiheit nachdenke:

Du musst nichts tun, was du nicht willst.

Nichts tun müssen, was ich nicht will – das klingt nach der totalen Abwesenheit von Zwang. Was für ein Versprechen. Wer hat es erfunden? Wie kann ich so einen Zustand erreichen und dauerhaft bewahren? Jedes Mal, wenn ich darüber nachdenke, fallen mir sofort eine ganze Menge Zwänge ein, die ich nicht vermeiden kann. Und das, obwohl ich schon mit so vielem aufgehört habe, was meine Freiheit einschränkt. Obwohl ich aufgehört habe, Dinge zu tun, die ich nicht steuern kann. Obwohl ich vermeide, was mich passiv macht. Die Frage bleibt: Wie kann ich restlos alle Zwänge vermeiden? Wie kann es funktionieren, das Glück, nichts tun zu müssen, was man nicht will? Reicht es, wenn ich einfach nicht mehr Ausschau halte nach den Zwängen? Wegschaue? Kann ich sie ignorieren und entkommen, bevor ich von ihnen vereinnahmt werde? Irgendwann schleichen sie sich doch wieder heimlich von hinten an und erwischen mich im ungünstigsten Moment mit der kalten Keule der Frustration.

Du musst nichts tun, was du nicht willst.

Immer wieder denke ich es. Ich kann unmöglich wirklich alles lassen, was ich nicht tun will. Doch warum hänge ich immer nur an der einen Aussage des Satzes fest? Ich tendiere dazu, Dinge nicht zu tun oder ändern zu wollen, auch wenn das undurchführbar erscheint. Doch warum soll ich immer ändern oder lassen, was ich nicht tun will? Es gibt doch noch eine zweite Möglichkeit, die in diesem Satz steckt.

Du musst nichts tun. Was du nicht willst.

Und da sind sie plötzlich, die zwei Interpretationen dieses wunderbaren Satzes:

Entweder du tust es nicht oder du tust es gerne.

Ich ändere Dinge oder ich ändere meine Haltung zu ihnen. Das ist meine Entdeckung der Freiheit. Freiheit ist auch das Gefühl, das sich einstellt, wenn ich etwas gern tue. Ich kann vieles lassen, aber ich kann auch vieles gern tun. Chefs versauen nicht mein Leben. Eltern, Partner, Freunde engen mich nicht ein. Das bin meistens und vor allem ich selbst. Wenn ich selbst will und gern tue, was ich tue, bin ich frei. Wenn ich keinen Schuldigen mehr suche, im Kopf nicht die Verantwortung für alles abgebe, was passiert, und selbst bestimme, wie ich mich fühle, dann lebe ich in Freiheit. Ich kann einen möglichen Zwang, in meine eigene Entscheidung umwandeln. Was ich mit meinem eigenen Willen versehe, ist frei. Kommt eine Chefin mit Zusatzarbeit auf mich zu und gibt mir acht Stunden Zeit, kann ich mich entscheiden, es in sechs zu schaffen. Oder ich sage, ich mache es gerne, aber ich brauche mehr Zeit.

Ich begreife jetzt alles, was mir begegnet, als Vorschlag. Es ist meine Entscheidung, ob ich diesen Vorschlag annehme oder ablehne. Entscheide ich mich dafür, ist es mein Wille. Ich mache es gerne und fühle mich wohl dabei. Entscheide ich mich dagegen, fühle ich mich ebenso wohl. Ich erlange mein Wohlbefinden nicht mehr gegen mich selbst. Nicht gegen andere Menschen. Nicht gegen die Chefin, nicht gegen die Kollegen. Nicht gegen das Schicksal. Nicht mal gegen das Wetter und nicht gegen das Bellen in Nachbars Garten. Ich muss nichts tun, was ich nicht will. Ich gehe gern durch den Regen und grüße fröhlich den Hund.

Was falsch ist

Ich nenne „falsch" lieber „anders, als ich will".

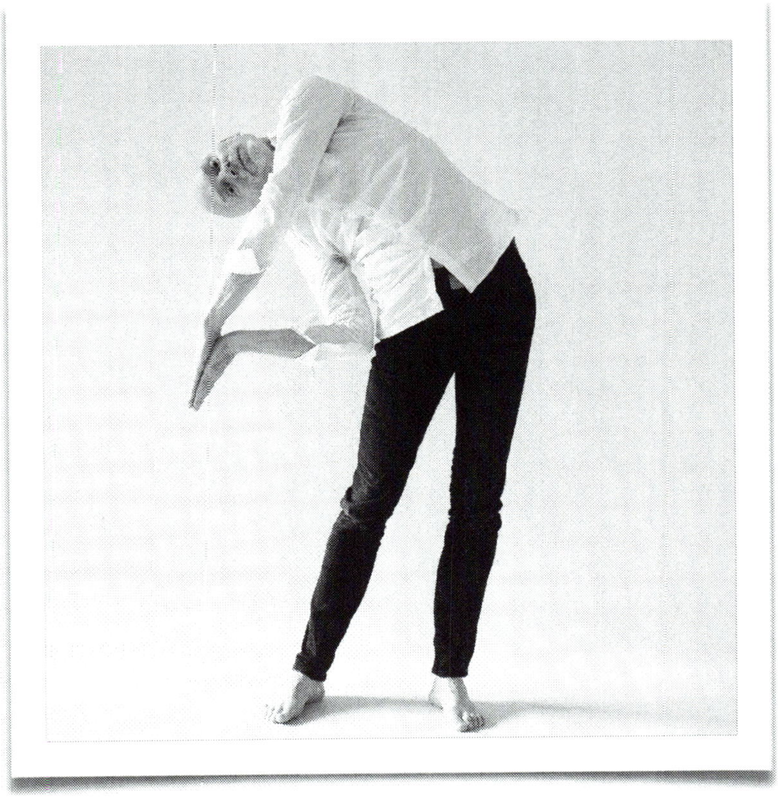

Bei einem harmlos erscheinenden Auffahrunfall werde ich als Fußgänger beinahe zum Opfer, als der auffahrende Wagen im Abprallen meinen Weg kreuzt. Ich erleide beileibe keinen Schock. Schon nach einigen Minuten bin ich mit halbwegs kühlem Kopf handlungsfähig. Doch da sind diese paar Minuten, in denen mir alles Mögliche durch den Kopf geht, bevor ich zur Unfallrettung schreiten kann. Eine Wagentür klemmt und kann nicht von innen geöffnet werden. Als ich das endlich realisiere, übernimmt ein vorbeikommender Jogger bereits den Job. Er regt sich lautstark darüber auf, dass ich nur herumstehe und Löcher in die Luft starre. Ich rege mich lautlos darüber auf, dass er mir mein Verhalten so ankreidet. Er bekommt schließlich die Tür auf, und die Person steigt augenscheinlich unverletzt aus. Der Jogger interessiert sich aber schon nicht mehr für sie und joggt unter anhaltendem Kopfschütteln wieder los. Ich rege mich noch viele Sekunden lang stumm darüber auf, dass er einfach davonläuft, bevor ich mich endlich nach dem Befinden der Person erkundigen und ihr Mut und Trost zusprechen kann.

Meistens belehren wir eifrig die anderen und üben an ihnen den Druck aus, den wir einen Augenblick zuvor für uns selbst noch empört zurückgewiesen haben. Damit machen wir es uns selbst erträglich. Wir wollen nicht so sein und wir sind in diesem Augenblick schon gar nicht mehr so, wie wir vielleicht gerade waren. Wir sind eigentlich nie absichtlich so gewesen. Es passiert nur einfach. An Kindern kann man diesen Mechanismus leicht durchschauen. Ein älteres Geschwister tadelt bereits in der nächsten Minute das jüngere für das, wofür es gerade noch selbst von den Eltern ermahnt worden ist.

Ich möchte aufhören, andere für mein eigenes Verhalten zu tadeln und ihnen für meine eigenen Defizite die Schuld zu geben. Ich möchte mein Leben möglichst ohne die Wörter „Tadel“ und „Schuld“ bestreiten. Ohne Adrenalin, mit viel Üben und mit Abstand muss das doch möglich sein? Vielleicht fällt es mir leichter, wenn ich schon mal damit anfange, etwas nicht mehr als falsch zu bezeichnen. Ich nenne „falsch“ lieber „anders, als ich will“. So muss ich mich nicht mehr ertappt fühlen, wenn ich etwas nicht gleich richtigmache. Ich kann daran arbeiten, beim nächsten Mal etwas vorsichtiger zu reagieren. Ohne die hastige negative Einordnung kann ich mich direkt fragen: Was habe ich da gewollt? Ich kann mein Verhalten ändern oder ich kann meine Haltung ändern. Ich kann die Situation neutral bewerten und mir eine andere Reaktion zurechtlegen. Ich arbeite an meiner Routine, mich nicht mehr anders zu verhalten, als ich will. Ich arbeite an meiner Routine, nicht mehr an der der anderen.

Die Berührung, die erstaunlich ist

Es dauert viele Jahre, bis meine Knochen eine Idee davon haben und die Erinnerung daran behalten, bis wohin ihre Aufenthaltsmöglichkeiten reichen.

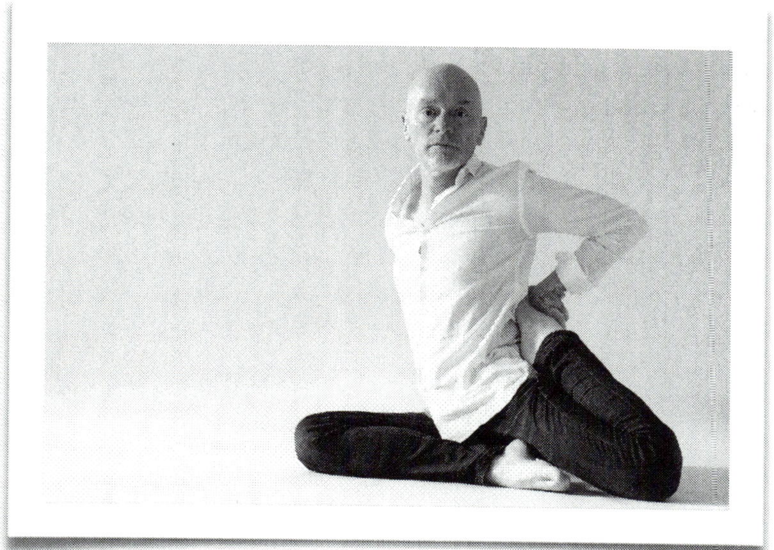

An einem guten Tag gelingen mir zwei oder drei perfekte Atemzüge. Ich atme die Luft langsam in zwei kurz voneinander abgesetzten Phasen ein und mein Bauch und mein ganzer Körper richten sich gleichmäßig dabei auf. Gut bedeutet, dass ich das Einatmen so beende, die einströmende Luft genauso verlangsame, dass das Einatmen exakt mit der vollständigen Füllung der Lungen zum Stillstand kommt. Es bedeutet, dass der Beginn des Ausatmens einen Moment von Schwerelosigkeit erzeugt, kurz und zugleich für eine gefühlte Ewigkeit. Gut bedeutet, dass ich das Ein- und das Ausströmen der Luft für einen Augenblick nicht unterscheiden kann. Und es bedeutet, dass ich die Luft in genauso exakter Gleichmäßigkeit und Langsamkeit wieder ausströmen und meinen Körper zusammensinken lassen kann. Ich denke gleichzeitig an alle Zehen, die Fußballen, die Pobacken, den Winkel der Knie, die Finger, die Lippen, die Zunge, die Zähne, die Bauchmuskeln. Ich achte auf die sich füllende Lunge, auf die Bauchdecke, die sich hebt, die Lunge, die sich wieder leert, und die Bauchdecke, die sich senkt. Dann gehen die Augen auf und ich schaue geradeaus, aber eigentlich nirgendwohin. Ich lasse meinen Blick, meine Ohren bei allem, was da für sie ist, ohne mich ablenken zu lassen. Ich atme Wärme in Hände und Fingerspitzen, Füße und Zehen hinein. Ich atme so langsam aus, bis am Ende genau dann, wenn der letzte Kubikmillimeter Luft die Lunge verlassen hat, erneut ein Moment Stillstand eintritt, bevor ich wieder einatme. Für diesen Augenblick ist es so, dass absolut überhaupt nichts mehr geschehen muss. Ich verbleibe schwerelos.

Dann atme ich eine Weile nur noch im unteren Drittel des möglichen Luftvolumens, immer noch langsam und noch ein wenig langsamer aus als ein. Ich atme nur noch minimal aus und ein. Das Atmen kommt beinahe zum Erliegen. Ich spüre es kaum noch. Wenn die Konzentration nachlässt, spreche ich in Gedanken, was ich tue: At-me. Läch-le.

Was ich so beschreibe, ist das Ende einer langen Übung, beinahe eines ganzen Nachmittages, wenn ich mir die Zeit dafür nehme. Während der geschilderten Phase sitze ich auf der Couch mit geschlossenen Augen. Ich spüre meinen Gliedmaßen nach, horche in alle Fasern meines Körpers hinein. Ist da nicht doch noch irgendwo ein Muskel nicht entspannt? Eine kleine Versteifung hier? Eine winzige Stirnfalte da? Ansonsten aber bin ich vollkommen frei von Gedanken. Vorausgegangen ist ein langer Aufenthalt in der Badewanne. Nur das Wasser berührt meine Haut, keine Badezusätze. Ich steige schon hinein, während sich die Wanne füllt, damit sich der Körper an die Temperatur gewöhnen kann und ich das Wasser noch ein bisschen heißer drehen kann. Ich sitze reglos da und lasse mich langsam aufwärmen. Irgendwann lege ich mich flach mit angewinkelten Beinen ins Wasser und spüre, wie der Kreislauf an seine Grenzen kommt. Es ist wie in der Sauna, aber durch das Wasser als Wärmebrücke noch direkter. Ist der Körper dann richtig aufgeheizt, dusche ich mich vor dem Verlassen der Wanne lange mit kaltem Wasser ab. Ohne Zittern und Zappeln. So lange, bis jeder einzelne Körperteil zu vibrieren scheint von der starken Durchblutung. Ein wenig später dusche ich den Kopf noch einmal lange kalt ab. Danach fühlt es sich an, als könnte ich meinen Herzschlag bis in die Hirnwindungen spüren. Jetzt lege ich mich auf die Couch. Ich freue mich auf das Selbstverständlichste, was wir in unserem Leben tun. So selbstverständlich, dass wir ihm viele Monate oder auch ganze Jahre kein bisschen Aufmerksamkeit schenken. Das Atmen beginnt.

Auf der Reise rückwärts durch diesen perfekten Nachmittag komme ich nach dem Atmen und der Badewanne zum Anfang. Dieser Anfang ist die zuverlässigste Quelle für mein Wohlbefinden. Sie funktioniert auch dann, wenn sich vielleicht ein paar Minuten zuvor noch eine große Wüste von Unwohlsein in mir ausdehnt.

Jede Haltung hat genau eine Position, jeder Körperteil eine Stelle, an der er sein muss, zu der er hinfinden muss. Es dauert, bis ich damit nicht mehr aus Zufall, sondern kontrolliert und zuverlässig richtigliege. Es dauert, bis ich lerne, dabei exakt zu atmen und den Atem zu zählen, die Bauchdecke in der einen einzigen Position und die Augen auf die eine einzige Stelle gerichtet zu halten. Es ist, als würde ich laufen lernen.

Zu dem Hüpfen im Takt der Musik, wie ich es früher gemacht habe, kommen jetzt Dehnungen und Verrenkungen. Das Hüpfen geht in Haltungen über. Ich versuche, den kompletten Körper zu beanspruchen. Auch die Hände haben Aufenthaltsmöglichkeiten, von denen ich noch keine Ahnung hatte. Mir fällt wieder ein, wie ich als Kind die Augen verdrehen konnte, Grimassen machen konnte. Ich lasse die Musik weg; sie würde mich in meiner Konzentration stören. Manchmal höre ich noch eine Stimme in mir, ertappe mich bei einem Gedanken, der noch ganz woanders verweilt, weil ich gerade erst mit den Übungen angefangen habe. KWS: Kopf-Woanders-Syndrom. Wo war ich? Nein, ich will es gar nicht wissen. Ich kehre einfach zurück und bleibe hier. Meine Aufmerksamkeit gilt nur den Übungen.

Ich entdecke die Langsamkeit. An die Stelle von Schwung sollen Präzision und Kontrolle treten. Dehnung und Kraft. Anspannung und Entspannung. Ich denke über eine Haltung nach und arbeite an Verbesserungen. Ich fülle Viertelstunden, bald halbe Stunden. Ich kann keine Gelegenheit mehr auslassen, zu üben. Finde ich keine Zeit dafür, fehlt etwas.

Ich spreche mit einer guten Freundin darüber, beinahe beschämt, wie wichtig es mir inzwischen geworden ist. Sie bringt mir ein Buch mit. Fassungslos blättere ich darin Beinahe alle meine Übungen sind in dem Buch beschrieben, alles vor vielen Jahren erfunden und entwickelt. Eine große Beruhigung überkommt mich. Die Übungen sind Teil einer großen und uralten Bewegung. Ich denke darüber nach, was ich damals heimlich in Santa Monica beobachten konnte, diese geheimnisvolle Trainingsstunde, deren magische Anziehungskraft so unmittelbar auf mich wirkte und mir bis heute ein Rätsel war.

Jetzt verstehe ich logisch, was sich vorher nur instinktiv richtig angefühlt hat. Ich will immer noch mehr lernen, auch wenn die Absolvierung aller Positionen zusammen inzwischen schon viel länger als eine Stunde dauert. Ich fühle mich wie im Rausch, als meine Finger eines Tages zum ersten Mal die Zehenspitzen berühren. Ein Kribbeln geht durch meinen Körper, als ich mit beiden Händen ganz langsam parallel zu den durchgestreckten Beinen nach unten gleite und die Hände flach neben den Füßen auf dem Boden ablege. Die Grenze von gestern ist heute schon keine mehr, die von morgen heute noch nicht existent. Alles hat seinen Platz. Alles die richtige Spannung, Entspannung, den passenden Druck und die angemessene Dauer.

KWS hat hier nichts zu suchen. Ich eile nicht voraus, ich bringe nichts hinter mich. Denke ich darüber nach, purzeln sie nur so heraus, die magischen Worte: Aufmerksamkeit, Kontrolle, Fokussierung, Konzentration, Vertrauen, Dehnung, Flexibilität, Kraft, Langsamkeit, Geduld, Exaktheit, Haltung, Atmung. Ich atme mich präzise in eine Position hinein und atme mich genauso exakt wieder heraus. Mein Gleichgewicht ist das Einzige, was zählt. Wenn ich die Balance nicht vor Augen habe und ihr in meinem Kopf und Körper nachspüre, wenn ich nicht in jeder einzelnen Sekunde an sie glaube, verliere ich sie im nächsten Augenblick. Es dauert Jahre, bis meine Knochen eine Idee davon haben und dann irgendwann auch die Erinnerung daran behalten, bis wohin ihre Aufenthaltsmöglichkeiten reichen. Eines Tages aber fühle ich, fast wie ein Versehen, plötzlich meine Zehenspitzen und den Fußballen an meinem Rücken. Ich lächle und bin bei aller Konzentration von der Berührung ein kleines bisschen erstaunt.

Das Wort, das das magischste ist

Wie unendlich weit auch immer sich meine Verantwortung scheinbar ausdehnt: Wenn ich will, reicht sie in der nächsten Sekunde gerade noch so weit, wie meine Lunge Platz für Luft hat, und die lasse ich dann auch noch langsam aus mir heraus.

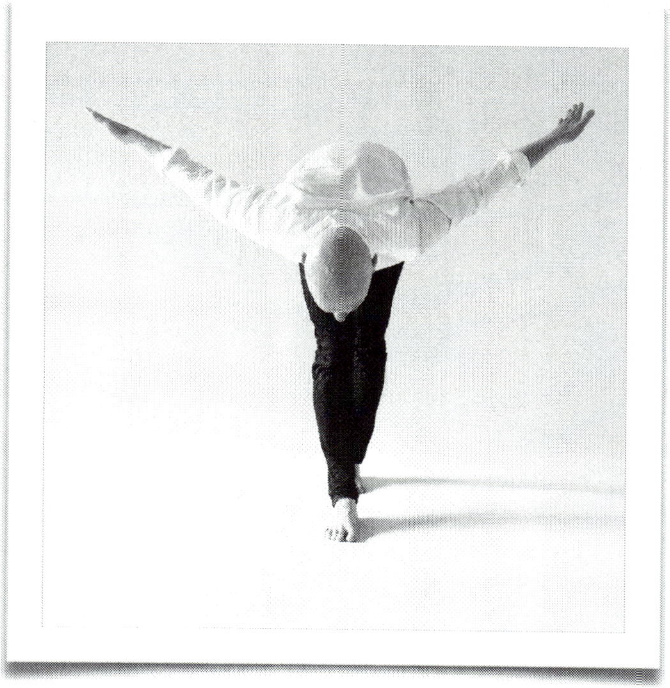

Diese Übung ist praktisch überall und jederzeit möglich. Eigentlich kenne ich sie, weil ich gelernt habe, mein Atmen zu kontrollieren. Trotzdem fällt mir jetzt erst auf, wie oft sie mir auch im Alltag begegnet. Die Aufforderung kommt immer wieder einmal, aber wir setzen sie in den seltensten Fällen richtig um: Jetzt atme erst mal tief durch! Das ist die Aufforderung, und eigentlich ist das auch schon alles. Jetzt muss ich es nur noch tun. Stehen bleiben, hinsetzen, mich hinlegen, was eben gerade geht. Augen schließen und los. Einatmen. Ausatmen. „Einatmen" denken. „Ausatmen" denken, nichts anderes mehr. Ausatmen bis zum vollständigen loslassen. Wie unmöglich, unerträglich, unendlich weit auch immer sich meine Verantwortung scheinbar gerade noch ausdehnt: Wenn ich will, reicht sie in der nächsten Sekunde gerade noch so weit, wie meine Lunge Platz für Luft hat, und die lasse ich dann auch noch langsam aus mir heraus. Mit der Luft, die ich loslasse, bin ich von allem befreit. Ich darf, ich kann und ich muss in diesem Augenblick für überhaupt nichts mehr die Verantwortung tragen. Ich gewinne Abstand und lebe ein paar Sekunden ohne Druck. Nur ein paar Wiederholungen dieser Übung, und ich bin befreit. Ich habe vergessen, was gerade noch unüberwindbar schien und mein ganzes Leben negativ beeinflusst hat.

Wenn ich so darüber nachdenke, gibt es tatsächlich ein Wort, das seine Kraft in mehr Bereichen meiner Forschung entfaltet als alle anderen. Das Wort ist Kontrolle. Ich kann nicht alles kontrollieren, aber alles, was ich kontrollieren kann, trägt seinen Teil zu meinem Wohlbefinden bei. Jede Minute, jede Handlung, jede Bewegung, jeder Gedankengang. Mit Kontrolle verbinden die Menschen vielleicht auch etwas Negatives, aber ich verwende es in seiner Bedeutung von Steuerung. Ich weiß um die Möglichkeiten meines Körpers. Ich trainiere die Fähigkeiten meines Geistes. Was die beiden zusammen oder gegeneinander tun, kann ich kontrollieren und dadurch mein Wohlbefinden steuern.

Ich übe meine Bewegungen in Langsamkeit und Präzision. Ich vermeide jedes nur zufällige Gelingen, das aus dem hastigen und schwungvollen Ausführen von Übungen entsteht. Im Gegenteil: Selbst wenn mir die Kontrolle entgleitet, kann ich noch daran arbeiten, das Entgleiten zu kontrollieren.

Ich praktiziere die Kontrolle über immer mehr Minuten meines Lebens. Ich verstehe meinen Körper mit immer mehr seiner Funktionen und weiß, wie ich sie steuern kann. In der wechselweisen Verstärkung aller kontrollierbaren Faktoren von Körper und Geist erzeuge ich Balance, halte sie, dehne sie aus.

Vorausschauen, das Vermeiden von falschen und das Setzen der richtigen Ziele, aktiv zu handeln anstatt zu reagieren, all das gibt mir das Steuer in die Hand. Indem ich zu mir komme, bei mir bin und bei mir bleibe, überlasse ich die Steuerung der Minuten meines Lebens keinen Impulsen mehr, keiner abfahrenden Bahn und keiner irrelevanten Schlagzeile.

Ich ordne mein Wohlbefinden keinem schlechten Wetter unter, keiner für meinen Körper untauglich gekrümmten Stuhllehne, keinen bedrohlichen Nachrichten, keinem schlechten Gewissen und keinen falschen guten Vorsätzen. Ich beuge mich weder Hitze noch Kälte mit unkontrolliertem Zittern, Zappeln oder Stöhnen. Ich vertraue auf meine ungeteilte Aufmerksamkeit. Sie ist mein Werkzeug gegen Kontrollverlust im Allgemeinen und vermeidbares Unglück im Besonderen.

Jemand antwortet nicht, ruft nicht zurück? Nichts passiert? Ich warte nicht darauf. Das macht mich nur passiv. Ich muss nicht warten. Ich kann selbst anrufen oder meine Minuten für etwas anderes nutzen. Ich mache mich nicht klein. Ich bin nicht davon abhängig, dass der Zufall und das Schicksal an mich denken. Selbst wenn gar nichts zu tun ist, kann ich immer noch meinen Atem kontrollieren.

Wann immer ich mit etwas aufhöre oder es aus meinem Leben entferne, verliert es die Kontrolle über mich. Die gedankenloseste Handlung, die älteste Gewohnheit, die gesetzmäßigste Regelmäßigkeit verliert ihre Kraft, wenn ich es will. Um etwas der Langeweile und Selbstverständlichkeit zu entreißen, um meine Erwartung oder gar Sucht zu überwinden, reicht manchmal schon die Kontrolle über den Zeitpunkt. Die Tasse Kaffee zum Frühstück am Morgen fehlt nur eine Woche oder zwei, und dann schmeckt sie umso besser am frühen Nachmittag, weil sie die erste des Tages ist. Weil ich Zeit habe, mich darauf zu freuen. Weil ich nicht durch das viele Essen am Frühstückstisch abgelenkt bin und meine Aufmerksamkeit so ganz bei ihr ist.

Wann ist ein Urlaub am schönsten? Vielleicht tatsächlich, wenn ich ihn gar nicht brauche. Wenn mir der normale Tag, die Woche und der Monat, schon so viel Erfüllung bringen, dass ich mich nicht mit etwas anderem belohnen oder dafür entschädigen muss, dass ich den Alltag endlich hinter mich gebracht habe. In gewissem Sinne ist der Urlaub der große Bruder der Zigarette, auch wenn sie nur zehn Minuten, er dafür drei Wochen dauert. In diesem Sinn ist Urlaub ein gutes Barometer für mein Wohlbefinden. Ja, ich kann und ich darf mich darauf freuen. Doch in dem Maß, wie ich glaube, den Urlaub zu brauchen oder ihn mir verdient zu haben, mache ich mir lieber rechtzeitig Gedanken über die Steuerung meines alltäglichen Lebens.

Gelingt mir diese Steuerung? Oder kontrolliere ich ständig, was nicht kontrollierbar ist? Kontrolliere ich da, wo ich andere damit belaste oder ihnen wehtue? Kann ich Verantwortung abgeben? Abschalten? Mich fallen lassen? Ist mein Umfeld behütet, mein Vertrauen in andere stark genug dafür? Ist Kontrolle auch dann noch magisch für mich, wenn ich sie abgebe?

Die Arbeit, die zu Ende ist

Du, da hat jemand nach dir gefragt. Nach mir? Ja. Wer denn? Ich!

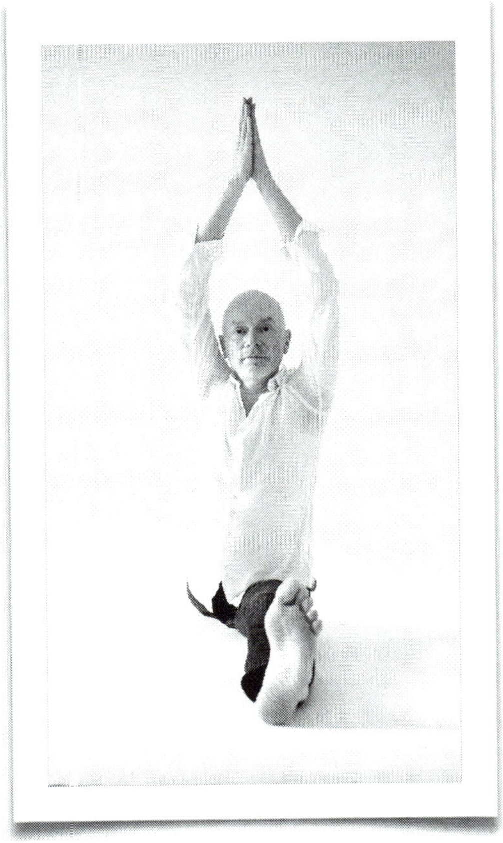

Wenn man Lottospieler fragt, warum sie Lotto spielen, sagen viele, dass sie nicht mehr arbeiten wollen. Doch wollen wir wirklich ausgerechnet mit dem aufhören, was wir neben dem Schlafen am meisten in unserem Leben tun, sobald wir nicht mehr dazu gezwungen sind? Kann das wirklich ein Traum sein? Ein Ziel?

Es ist eine spannende Übung, einmal gedanklich das zu trennen, was für uns normalerweise zusammengehört: Arbeit und Geldverdienen. Sich einmal vorstellen, mit dem einen einen wesentlichen Teil des Lebens zu bestreiten und das andere einfach zu haben. Will ich noch arbeiten, wenn ich auch ohne überleben kann? Ich denke immer wieder darüber nach, ob ich eigentlich nur wegen des Geldes arbeite. Ich weiß, dass dem nicht so ist, aber ich weiß auch, wie leicht ich immer wieder übersehe, dass Arbeit einen wesentlichen Teil meines Wohlbefindens ausmacht. Allerdings tritt diese Erkenntnis in den Hintergrund, wird überlagert von der Notwendigkeit des Geldverdienens. Dass es um mein Wohlbefinden geht, merke ich erst, wenn es fehlt. Wenn etwas nicht stimmt mit der Arbeit. Ich denke nicht darüber nach, solange ich genug Erfüllung und Wohlbefinden aus meiner Arbeit ziehe, wenn ich die Freude und das Gefühl von Aufgehobensein im Umgang mit netten Kolleginnen und Kollegen spüre. Doch wenn ich die meisten Menschen aus der Arbeit eigentlich überhaupt nicht sehen will und ihnen, wo immer es möglich ist, sogar aus dem Weg gehe, wenn ich den ersten Blick in den überquellenden Mailaccount jeden Morgen noch ein paar Minuten länger hinauszögere, wenn ich mich ständig nur versagen sehe und selbst kritisiere für meine Arbeit, hat sie ihre wichtige Funktion als Anker in meinem

Leben vielleicht schon ein Stück weit verloren. Wenn ich zumindest die theoretische Möglichkeit habe, mir ein Leben mit weniger Arbeit leisten zu können, ist der Samen für ein anderes Leben vielleicht schon gesät.

In Gesprächen fällt mir auf, wie positiv ich mein Leben darstelle. Mir ist bewusst, dass ich auf der nach oben offenen Skala aller möglichen Zwänge, denen die Menschen ausgeliefert sein können, sehr weit unten rangiere. Ich lebe allein. Ich bin Single. Ich habe keine Kinder. Ich muss kein Haus abbezahlen und kein teures Auto finanzieren. In einem Quartettspiel, bei dem es nicht um die PS-Zahl von Autos oder die Bruttoregistertonnen von Schiffen geht, sondern um die Heldinnen und Helden der Ausgeglichenheit und des Wohlbefindens, bin ich eher unter den Siegerkarten. Selbstverwirklichung, kreative Lebensgestaltung, körperliche Verausgabung, Anwendung von Entspannungstechniken, mentale Stärke, Schulung des Selbstbewusstseins, Pflege erfüllender Sozialkontakte, Unabhängigkeit von Konsumgütern, frei verfügbare Lebenszeit, selbst gestaltete Zeit.

Ich habe vor einiger Zeit vier Monate Zeit bekommen. Eine Auszeit. Nicht untypisch für mein Alter, aber in meinem beruflichen Umfeld trotzdem ein Glücksfall. Für mich eine einmalige Gelegenheit, mich auf eine lang ersehnte Suche zu begeben: Du, da hat jemand nach dir gefragt. Nach mir? Ja. Wer denn? Ich!

Wahrscheinlich sind meine Ansprüche gerade deshalb sehr hoch, weil ich meine Arbeit als Traumjob empfinde. Wenn ich mich also frage, ob ich damit aufhören kann, dann sicher nicht, weil ich gar nicht mehr arbeiten möchte oder weil mir die Arbeit nicht mehr gefällt oder weil ich die Kolleginnen und Kollegen nicht mehr mag. Es ist eher die Neugier auf etwas noch Schöneres. Ich denke über alles nach, mit dem ich aufhören kann, also auch über die Arbeit. Die Frage nach dem eigentlichen Leben fällt mir immer wieder ein: Welches Leben würdest du führen, wenn du nur noch ein Jahr zu leben hättest? Oder einen Monat? Wie würdest du den Tag verbringen, wenn du wüsstest, es ist der letzte, den du noch zu leben hast? Meine Antwort lautet: Ich würde genau das Leben führen, das ich jetzt führe. Ich würde den Tag genau so verbringen, wie ich ihn heute verbringe. Es ist gerade genau richtig. Es gibt nur ein Leben, und das ist heute und jetzt. Immer nur jetzt, egal ob Arbeit ansteht oder das Wochenende mit einer Wanderung.

Ich muss also von nichts weg, und dennoch will ich noch selbstbestimmter leben. Noch mehr selbst steuern und nicht gesteuert werden. Ich will noch weniger auf Impulse warten und weniger von ihnen abhängig sein. Ich will nicht mehr täglich, stündlich und schon gar nicht im Minutentakt reagieren. Ich will jeden Tag die Freiheit der Gestaltung dieses Tages spüren. Ich will planen und wissen, auf was ich mich freuen kann. Jetzt gleich, heute, morgen und die nächste Woche. Ich will noch mehr Platz in meinem Leben für Erfüllung und Zufriedenheit buchen, für Ausgeglichenheit und Balance. Die Monate im Probelauf während meiner Auszeit zeigen mir, dass ich das kann und dass es so schön ist, wie ich es mir vorgestellt habe. Zu diesem Zeitpunkt habe ich mich auch schon so lange darauf vorbereitet, dass ich es vielleicht tatsächlich einfach tun kann.

„Irgendwann einmal nicht mehr arbeiten, das würde ich gerne."

Ich erinnere mich, wie weit dieser magische Konjunktivsatz in meine Vergangenheit zurückreicht und leuchtet. Dabei stimmt noch nicht einmal die Formulierung. Irgendetwas werde ich ja immer arbeiten. Ich will weiterarbeiten, nur nicht so. Nicht mehr für Geld oder wegen des Geldes. Aber würde es mir wirklich gefallen, nicht mehr zu arbeiten? „Nein, würde es nicht", sage ich irgendwann zu mir selbst. Wenn ich wirklich gerne nicht mehr arbeiten würde, müsste ich nämlich irgendwann die Voraussetzungen dafür schaffen. Ich müsste daran arbeiten, nicht mehr für Geld arbeiten zu müssen. Und da ist er schon, der zweite magische Konjunktivsatz:

„Wenn ich im Lotto gewinnen würde, würde ich aufhören, zu arbeiten."

Also mal ehrlich: Ich spiele doch gar nicht Lotto, weil ich reich werden will. Ich will viel wahrscheinlicher nur weg aus dem Leben, wie es gerade ist. Aber was macht es für einen Sinn, die Chance auf eine Realisierung dieses Traums an ein Glücksspiel zu koppeln, anstatt daran zu arbeiten wie an allen anderen Zielen in meinem Leben auch? Je wichtiger oder größer das Ziel, desto weniger ernst soll ich meine Einflussmöglichkeit für seine Erreichung nehmen? Ich wette auf ein besseres Leben, statt daran zu arbeiten? Ausgerechnet den größten Traum meines Lebens überlasse ich dem Zufall? Wenn ich denke, dass ein Lottogewinn die Voraussetzung ist, um mit dem Arbeiten aufzuhören, werde ich, falls ich tatsächlich im Lotto gewinne, wahrscheinlich ganz schnell wieder verarmen, psychisch belastet sein und danach tatsächlich nicht mehr arbeiten können. Auf ein schicksalhaftes Ereignis zu hoffen und immer nur davon zu träumen, so viel

Geld zu haben, dass ich es nicht mehr ausgeben kann, ist so ziemlich das Gegenteil von Selbstbestimmung. Klopft das Schicksal dann tatsächlich an die Tür, bin ich nicht darauf vorbereitet und im besten Fall überfordert. Ich könnte überhaupt nicht mit dem vielen Geld umgehen, das ich dann hätte, geschweige denn mit dem Leben, das ich dann führen müsste. Mit einem Lottogewinn wäre mein Leben viel leerer, als ich es mir vorstellen kann. Außerdem müsste ich mir, neben vielen anderen Problemen, neue Freunde suchen, die das Leben der Reichen mit mir teilen könnten, und das wären auf jeden Fall die Falschen.

Desillusioniert denke ich an den dritten, ohnehin viel weniger magischen Satz:

„Ich würde auch gerne aufhören, zu arbeiten, ich habe gerade so die Schnauze voll."

Nein, mit der Sehnsucht nach Abstand und Erholung treffe ich auch nicht den Kern des Traums. Für diesen Konjunktiv wurde das Wochenende erfunden. Und der Urlaub. Bei einem echten Härtefall steht mir auch noch die Möglichkeit eines Jobwechsels zur Verfügung. Wie bei jedem erfolgreichen Aufhören zählt am Ende nicht das, was ich hinter mir lasse, sondern das, was danach kommt. Das, wofür ich es mache, nicht das, wogegen. Das Wohin, nicht das Von-wo-weg. Aufhören und loslassen will ich immer für mehr Freiheit, Unabhängigkeit und Abenteuer.

Irgendwann ist es dann tatsächlich so weit. Als Erstes lasse ich die Konjunktive hinter mir. Statt „Was wärst du gerne?" sage ich: „Ich wäre überhaupt nichts gerne. Ich bin gerne!" Ich spiele nicht Lotto. Ich warte nicht auf das Schicksal. Ich arbeite daran, nicht mehr zu arbeiten. Ich bereite mich vor. Reichtum ist dafür keine Voraussetzung. Reichtum ist oft dasselbe wie Armut. Nur das Rad, das dabei gedreht wird, ist größer. Finanzielle Unabhängigkeit besteht darin, so weit wie möglich unter meinen Verhältnissen zu leben und damit keinen Druck zu haben, mir mein Leben leisten zu müssen. Wegen des Entschlusses, nicht mehr zu arbeiten, schaue ich mir das Rad, das ich drehe, noch ein bisschen aufmerksamer an, als ich es immer schon getan habe. Mein Ziel sind Freiheit und Abenteuer, nicht Verzicht oder Beschränkung. Alles, mit dem ich aufhöre, um Lebensqualität zu gewinnen, spart gleichzeitig Geld und finanziert so mittelfristig das Aufhören mit der bezahlten Arbeit, was den Gewinn von noch mehr Lebensqualität verspricht. Allein mit der Abschaffung des Autos und der Kündigung und Optimierung von Versicherungen halbiere ich meine Fixkosten. Mit einer kritischen Überprüfung aller Tarife, Verträge und sonstigen Ausgaben und Investitionen entsteht weiterer Spielraum. Ich sehe, dass ich von einem Betrag ein ganzes Jahr lang leben kann, der vorher gerade mal ein halbes finanziert hat.

Was ist meine Kommunikationsstrategie? Wie spreche ich darüber? Schon wenn ich keinen Alkohol trinke, muss ich mich bei jeder möglichen und unmöglichen Gelegenheit dafür rechtfertigen. Ich muss mir eine gute Argumentation zurechtlegen, um den wiederholten und zum Teil unfassbar hartnäckigen Rückfragen zu begegnen. Allgemein akzeptiert: Fastenzeit. Mit dieser Begründung komme ich ohne aggressives Nachhaken aus. Eine weitere Diskussion entwickelt sich möglicherweise sogar positiv. Ich werde für meinen Verzicht gelobt und um einen Erfahrungsbericht oder gar um Ratschläge gebeten. Ebenfalls akzeptabel: mal einen Monat keinen Alkohol. Mit dieser individuellen Argumentation, insbesondere dank der zeitlichen Begrenzung, spüre ich ebenfalls nur wenig Widerstand. Vielleicht will jemand wissen, wie ich darauf komme. Meine Tonlage und der Grad meiner Betroffenheit entscheiden dann über die Entwicklung der Diskussion. Sage ich: „Das tut mir einfach gut, ich mache es einmal im Jahr", dann bin ich in meiner persönlichen Fastenzeit und ernte Anerkennung. Sage ich: „Ich mache das einfach so", werde ich mit Rückfragen konfrontiert. Beharre ich auch noch darauf, dass es sich nicht um einen Verzicht handelt, muss ich mich hartnäckigster Bekehrungsversuche erwehren. Das Ganze kann ich noch einmal deutlich steigern, indem ich keine zeitliche Begrenzung meines Vorhabens kommuniziere. Wer ohne Grund keinen Alkohol mehr trinken will, erntet schnell radikale Reaktionen in der Bandbreite von peinlichem Schweigen wegen vermuteter Abhängigkeit bis zum Frontalangriff für die Verteidigung des Rechts auf Genuss und Lebensfreude. Ich fürchte, vegan lebende Menschen kommt diese Erfahrung auch nicht unbekannt vor. Die Diskussion wird persönlich und vorwurfsvoll.

Um mit dem bezahlten Arbeiten aufzuhören und nicht davon überrascht zu werden, dass man es niemandem erklären kann, sind Übungen wie diese – ohne Alkohol oder ohne tierische Produkte – eine gute Trainingsmöglichkeit. Dieses Training ist auch Teil meines Wohlbefindens. Ich freue mich nicht nur auf das Aufhören, ich freue mich auch darauf, mir eine gute Argumentation zurechtzulegen. Ich versuche, alle Register der Verkaufsmöglichkeiten zu ziehen. Zwei Fragen erfordern beim Aufhören mit der Arbeit überzeugende Antworten:

Von was lebst du dann?
Was machst du stattdessen?

Zunächst einmal gibt es meine Relativierungen, die das Aufhören schon deutlich weniger dramatisch erscheinen lassen: „so arbeiten", „nur für Geld arbeiten", „erst mal", „eine Weile". Diese Attribute schmücken die Entscheidung mit dem Banner des Experiments. Experimente können angepasst, revidiert oder wieder abgebrochen werden. Experimente sind keine Entscheidungen, sie führen nur zu solchen. Was ist so schön am Aufhören? Das Nichtaufhören. Wenn ich hinterfrage, was ich tue, weitermache, was ich mag, und nur mit dem aufhöre, was ich nicht mehr gebrauchen kann, genieße ich danach das, womit ich nicht aufhöre, umso mehr, weil ich weiß, es ist richtig und gut. Die Antworten auf die beiden Fragen sind schnell nicht mehr ganz so wichtig, die Fragen selbst sind schon in den Hintergrund getreten.

Die erste Frage beantworte ich mit der Schilderung meiner jahrelangen Studie, die auch in finanzieller Hinsicht als Vorbereitung für das Aufhören mit der Arbeit funktioniert. Ich brauche nicht viel Geld, ich gebe wenig aus. Erfolg, Anerkennung und Aufmerksamkeit sind dagegen Aspekte der Arbeit, die wir oft unterschätzen und schnell vermissen, wenn wir sie nicht mehr bekommen.

Die Antwort auf die zweite Frage umfasst deshalb unter anderem einen Bericht über Projekte und Ehrenämter, die ich in meinem Leben nicht eben erst erfunden habe. Ich kann aus allen möglichen Bereichen Erfolge und Flops schildern. Das Einzige, was ich nicht einfach so kann, ist, eine direkte und offensichtliche Antwort auf die Frage zu geben: Was mache ich, wenn ich nicht arbeite? Die Antwort lautet aber eigentlich ganz einfach: Leben! Ich schlafe, esse, trinke, reinige mich. Ich mache meine Übungen. Ich lese Bücher und höre Musik. Ich beobachte Katzen, Raben, Enten, Eichhörnchen und versuche, ihnen noch ein paar Tricks fürs Wohlbefinden abzuschauen, die sie mir voraushaben. Ich gehe spazieren, wandern und fahre Rad. Und ich nehme mir so viel Zeit wie möglich, um Menschen zu treffen, die ich mag und von denen ich hoffe, dass sie mich mögen, dass wir uns guttun und eine erfüllte Zeit miteinander verbringen können.

Ich glaube, je nach Lebenssituation und vielleicht auch Lebensalter kommen Menschen zu einer ganz anderen Haltung gegenüber der Arbeit. Sie wollen produktiv sein, etwas schaffen, etwas bewegen, und ja, sie wollen auch Geld verdienen. Für einige ist weniger Geld und mehr Zeit eine schöne Perspektive. Für andere mehr Geld für weniger Zeit. Es gibt ganze Bewegungen für beide Richtungen. Viele wissen aber überhaupt nichts von einer solchen Sehnsucht nach der totalen Veränderung, glauben nicht daran und erlauben sich vielleicht erst gar keinen Gedanken daran. Ich habe den großen Traum schließlich auch nicht aggressiv verfolgt. Es gab nur viele schöne kleine Schritte in meinem Leben, in denen er offensichtlich enthalten war. Irgendwann habe ich das überrascht festgestellt und mich nicht mehr gegen den Traum gewehrt. Erst dann, irgendwann, begann tatsächlich die Arbeit daran.

Das Leben, das artgerecht ist

Ein besseres Leben als das, das ich mir selbst beschere, gibt es nicht.

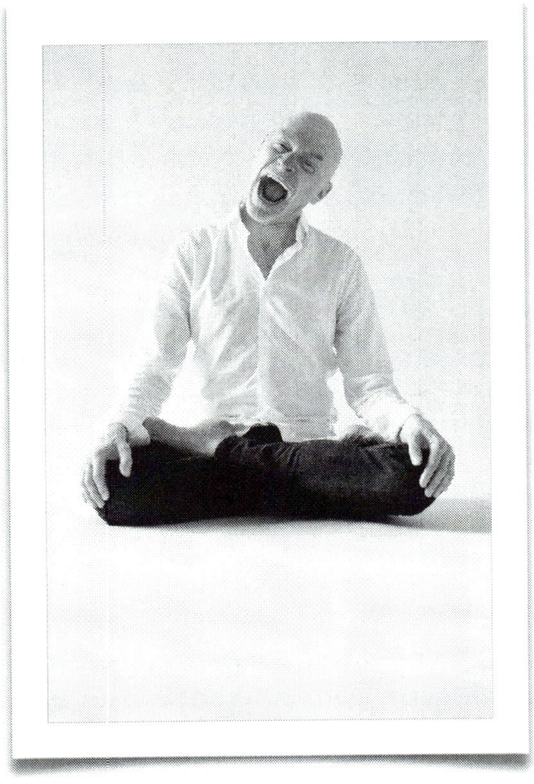

Warum machen mich seit jeher Enten, die ihr Gefieder putzen, oder Katzen, die ihr Fell lecken, neidisch? Wie kann ich so gebannt ihr Fressen und Putzen beobachten? Ist es, weil ich mir selbst nicht einfach genau damit genüge, nur zu essen und mich zu putzen? Ist nicht ungefähr genau das auch meine Möglichkeit, artgerecht zu leben? Dass ich mir die Zeit nehme und mich sauber mache? Dass ich esse, atme und meinen Körper und meinen Geist beanspruche? Dass ich liebe und mir die richtige Mischung aus Nähe und Unabhängigkeit wähle? Dass ich mir die Menschen suche, von denen ich gebraucht werde, aber weder die anderen noch mich dabei ausbeute? Dass ich mir die Umgebung suche, in der ich Beachtung finde, Engagement an den Tag legen kann, Projekte verwirklichen und Erfolgserlebnisse feiern? Dass ich alles andere, die Karriere und das Geld, den Luxus und die Statussymbole, die Macht, die Ämter und die Positionen bestenfalls als lästige Nebenwirkung akzeptiere, aber nicht ernst nehme?

Wir alle sind Vertreter der Lebensform mit der größten Fähigkeit zur Inkonsequenz, die die Evolution je auf der Erde hervorgebracht hat. Ich habe die Fähigkeit, mein Leben frei zu gestalten, und begebe mich in Zwänge, die genau das verhindern. Ich bin in der Lage, meine Natur, meine Bedürfnisse, mich selbst bis zur Selbstzerstörung infrage zu stellen und zu verleugnen. Selbst jetzt, nach so vielen Jahren Arbeit an meinem Wohlbefinden, begegnen mir immer wieder einmal Tage, an denen ich gar nicht erst aufstehen will, reglos faul auf der Couch liege und von einem Gedankenkarussell ins nächste taumele. Tage, an denen ich mich jeder denkbaren Passivität ausliefere, egal wie zufällig oder schicksalhaft sie mich auch anspringt. An denen ich mir für nichts und niemanden Zeit nehme, keine Minute so gestalte, wie sie für mich richtig ist. An denen ich das Gefühl habe, immer nur zu verlieren. Die Tage, denen ich sehnsuchtsvoll oder ängstlich entgegenzittere. Die ich einfach nur hinter mich bringen will. Die Tage, an denen ich nur warte und nicht beeinflusse, was passiert. An denen ich alles tue, weil ich es muss, und nichts, weil ich es will. An denen meine Entscheidungen scheinbar keine Rolle spielen. Die Tage, an denen ich mit den großen Schritten scheitere und die kleinen nicht mehr sehe. An denen ich das Falsche tue.

Ich weiß: Wenn ich diesen Kampf führe, dauert es vielleicht Stunden, bis ich meinen inneren Frieden wiederfinde, bis ich wieder bei mir sein kann. Und es stehen mir so viele Projektionsflächen zur Verfügung. Der Lärm von Betrunkenen stört mich beim Einschlafen. Das Aufstehen am Morgen beschäftigt mich schon am Abend. Der Streit vom Abend beschäftigt mich noch am Morgen. Ich weiß, dass es in meiner Natur liegt, auf Reize zu reagieren. Wenn etwas neben mir geschieht, drehe ich mich reflexartig um. Wenn Menschen am Straßenrand stehen, schaue ich hin. Wenn jemand vor mir bremst, bremse ich auch. Wenn etwas leuchtet, werde ich davon angezogen. Ich starre es an. Ich bewege mich darauf zu. Es liegt in meiner Natur, auf einen Impuls hin mein Vorhaben von einer auf die nächste Sekunde aus den Augen zu verlieren, meinen Plan über den Haufen zu werfen und etwas anderes zu verfolgen. Einem einzigen, unreflektierten Impuls lege ich mein Leben zu Füßen. Ich bin darauf programmiert, zu handeln, als gäbe es kein Davor und kein Danach. Es liegt in meiner Natur, meine Natur zu vergessen.

Es liegt in meiner Natur, mich zu verleugnen, mein Wesen zu ignorieren, meine Haltung einzutauschen gegen einen Augenblick. Gegen den Augenblick eines Sieges, die Genugtuung einer Vergeltung, das Versprechen, mein Recht zu bekommen, oder die Chance, meinen Willen durchzusetzen.

Wir alle haben seit Hunderttausenden von Jahren in der feindlichsten vorstellbaren Umgebung überlebt: in der Welt unserer eigenen schlechten und zerstörerischen Gedanken. Wenn ich mein Gleichgewicht verliere, werde ich auch um mich herum ein Ungleichgewicht wahrnehmen. Ich werde es finden, weil ich es suche. Ich werde mich einem feindlichen Territorium voller Unordnung, Bedrohung und Gefahr ausgesetzt fühlen. Ich werde den Drang in mir verspüren, vor mir und neben mir eine Gegnerin und einen Gegner zu vermuten. Ich werde sie vielleicht nicht kennen, wahrscheinlich sehe ich sie noch nicht einmal. Ich werde glauben, sie sprächen zu mir, und in Sekundenschnelle werde ich mich von ihren niederen Beweggründen überzeugen lassen und mit einer Sprache antworten, der sie ebenfalls nichts anderes als niedere Beweggründe unterstellen können.

Brauche ich wirklich Krankheiten, um nicht mehr so gegen mich selbst zu kämpfen, um meinen Widerstand gegen mich selbst zu brechen und meine Aufmerksamkeit auf die Balance von Körper und Geist zu lenken? Ich kann frei entscheiden über meine Einstellung und Haltung zu dem, was ich als wohltuend empfinde. Was immer ich tue, es ist gut für mich, wenn und weil ich es selbst will und gut finde. Ich kann selbst entdecken, was mir guttut, und meiden, was mir schadet. Ein besseres Leben als das, das ich mir selbst beschere, gibt es nicht. Ich kann Ideen sammeln, meine magischen Worte prüfen und jeden Tag neue entdecken. Ich kann die mit gerader Silbenzahl bevorzugen und mit ihnen Atmen. Ich kann Wohlbefinden, Zufriedenheit suchen und bei mir sein, jetzt hier. Ich kann das Eigentliche sehen und mich auf die Suche danach begeben. Ich kann allen Dingen und Menschen auf meinem Weg die nötige Aufmerksamkeit widmen. Ich kann alles zu seiner Zeit tun. Ich muss meine Aufmerksamkeit nicht teilen. Ich kann üben, mir zu vertrauen, und das auch ausstrahlen. Ich bin ein Vertreter der einzigen Spezies, die alles gern tun kann und nichts tun muss. Ich kann meine Zwänge als Herausforderungen begreifen. Ich kann mich über die Belohnungen meiner Arbeit freuen. Ich kann mich anlehnen. Ich kann meinen Kopf auf ein Kissen betten. Ich kann immer wieder zu mir kommen, wenn ich aus dem Takt geraten bin, und bei mir bleiben. Murmeltier-Prinzip: Ich kann jeden Tag und jede Minute all die kleinen, schönen Momente, die mir auf meinem Weg durch den Dschungel der Verpflichtungen begegnen, entdecken und pflücken, mit einem Lächeln im Gesicht.

Was ich gründlich tue, lässt mich ganz bei mir sein. Was ich ohne Widerspruch tue, lässt mich ganz bei mir sein. Wenn ich Aufmerksamkeit erwarte, bin ich nicht bei mir. Der Welt Aufmerksamkeit zu schenken, lässt mich bei mir sein. Je mehr ich bei mir bin, desto besser höre ich zu, weil ich nicht mehr meine eigenen Konflikte nach außen trage. Wenn ich aufmerksam bin, kann ich meinen Blick ändern. Oft muss ich nur aufstehen und einen Schritt zur Seite machen. Wenn ich bei mir bin, kann ich meinen Blick ändern. Ein Kirschblütenmeer im Frühling erregt meine Aufmerksamkeit, das Rauschen des Meeres, ein Kind, das mich anlächelt, ein Katzenbaby, ein Gebirgsmassiv in der Morgensonne. Die Aufmerksamkeit dieser Augenblicke lässt kein Vorhin oder Nachher zu, kein Wannanders, Woanders oder Wer-oder-was-anderes. Ich übe Aufmerksamkeit, auch wenn nichts meine Aufmerksamkeit erregt. Ich sitze und spüre die Haltung meines Körpers. Ich richte mich so aufrecht und entspannt wie möglich ein. Ich glaube nicht an eine Haltung, die mir als bequem verkauft wurde. Stattdessen suche und trainiere ich die Haltung, die meinen Körper wirklich ruhen lässt. Ich achte auf meinen Rücken, auf meinen Nacken, auf meine Arme und meine Beine. Ich bleibe mit meinen Gedanken hier. Genau da, wo ich bin. Ich sehe, was ich sehe. Ich achte auf die Gegenstände, die ich sehe. Ich achte auf Geräusche und Gerüche. Ich denke nicht daran, was gerade, gestern oder vor einem Jahr geschehen ist. Ich denke nichts. Ich denke noch nicht einmal, dass ich nichts denke. Ich überlege nicht, was mir bevorsteht, was ich nachher, morgen und nächste Woche noch tun möchte. Ich denke nicht an das, was passieren könnte, wenn ich aufstehe und meinen Platz verlasse. Sobald ich mich dabei erwische, wie ich mich mit meinen Gedanken davonstehlen will, kehre ich zurück. Ich überlege nicht, was ich gerade gedacht habe, was andere über mich denken oder was ich über andere denke. Ich bleibe hier.

Ich übe am Küchentisch, am Bahnsteig, in der Schalterhalle, am Straßenrand, am Schreibtisch, am Herd, im Restaurant, im Kaufhaus. Ich wende meine Aufmerksamkeit einem Baum zu. Seine Blätter formen ein Dach, von dem der Regen abprallt. Es gibt mir Frieden, zu verstehen, dass meine Aufmerksamkeit für das Glück dieser Minute ausreicht. Dass diese Minute zählt, nicht mehr die davor oder die danach. Ich muss nicht mehr weg von mir. Ich muss gar nichts. Mein nächster Moment des Wohlbefindens ist nur einen Atemzug entfernt.

Ich überlege, was ich jetzt alles vergessen oder nicht genau genug beleuchtet habe. Ohne welches Ohne dieses Buch nun zu Ende gehen muss. Ohne Auto. Ohne Wegwerfen. Ohne Sonnencreme. Ohne genussloses Essen. Ohne Reden. Ohne Licht in Räumen, in denen ich gerade nicht bin. Ohne Heizung in Räumen, in denen ich so gut wie nie bin. Ohne Geräte, die ich besitzen möchte, ohne sie wirklich zu brauchen. Ohne alles anzufassen. Ohne mir ins Gesicht zu fassen. Und so weiter. Und so ohne.

Ist das schade? Ich meine: Nein. No regrets! Ohne Bedauern! Meine Studie wird ohnehin weiterlaufen. Der Initiator zieht seinen Auftrag nicht zurück. Der Leiter und der Proband sind weiterhin mit voller Einsatzbereitschaft an Bord. Worüber sollte ich traurig sein? Wovor sollte ich Angst haben? Vor der Zukunft? Worauf sollte ich neidisch sein? Auf Enten, Katzen oder Eichhörnchen? Eichhörnchen vergessen auch manchmal, wo sie ihre Schätze vergraben haben, und finden sie nie wieder. So wächst eine Eiche, wo von allein nie und nimmer eine Eichel hingefallen wäre.

Glossar der magischen Wörter

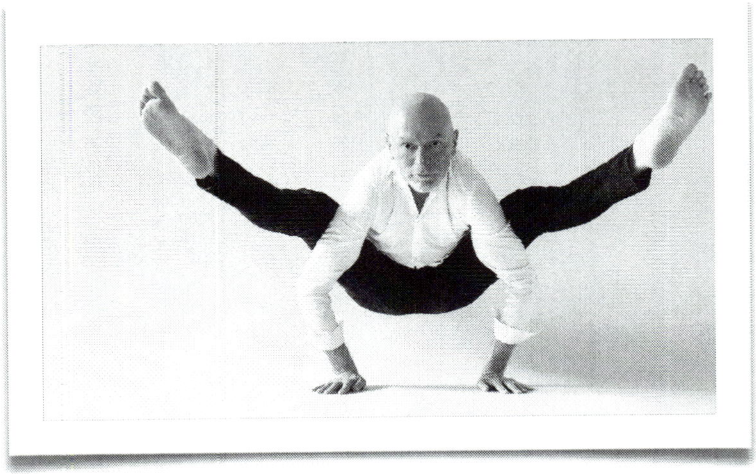

Ich kann sie denken, lesen, schreiben, sagen, hören. Sie können mir unbekannt sein oder ich kann mir ihre Bedeutung vielleicht erst viele Jahre nach der ersten Begegnung erschließen. Ich kann mich dabei irren und trotzdem oder gerade deshalb mit anderen immer wieder darüber streiten. Die Kraft, die in ihnen steckt, kann ich leicht übersehen. Ich kann sie leugnen, ignorieren, belächeln oder sogar bekämpfen. Ich kann niemanden dazu überreden, den Zauber, den sie für mich entfalten, genauso zu spüren. Jeder Mensch kann andere entdecken. Jeder wird andere Erlebnisse mit ihnen haben. Jeder kann eigene Magie in ihnen zum Leben erwecken und sie für die eigene Zufriedenheit und das tägliche Wohlbefinden nutzen. Hier sind – noch einmal kurz zusammengefasst – ein paar Beispiele meiner magischen Wörter:

Aufmerksamkeit

Mit ihr erlebe ich alles wirklich. Sie ist, was ich allem schenken kann. Sie funktioniert nicht, wenn ich sie teile.

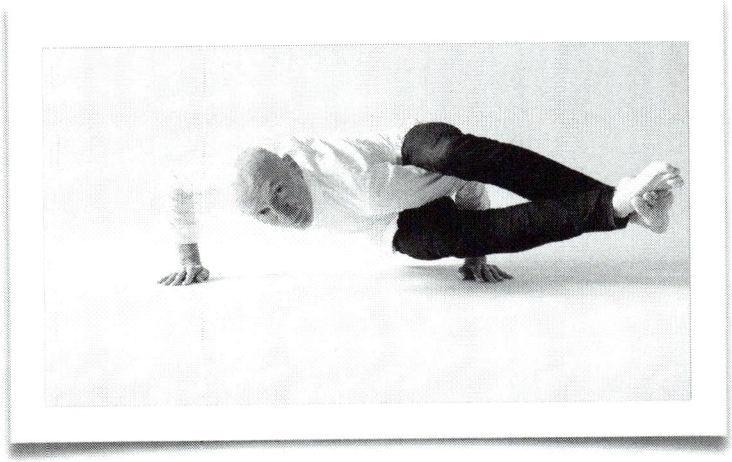

Kontrolle

Ich kann das Steuer selbst in die Hand nehmen und agieren. Ich kann alles zu meiner Entscheidung machen. Ich weiß trotzdem, ich kann und ich muss nicht alles kontrollieren. Ich muss mich nicht kontrolliert fühlen, wenn ich die Kontrolle abgebe.

Ziel

Egal, mit was und wie und wohin ich unterwegs bin, egal, was ich denke, oder tue: Ich weiß, mein Ziel ist fast immer der Weg. Das, was mich von meinem Weg ablenkt und mich ausbremst, ist es nicht.

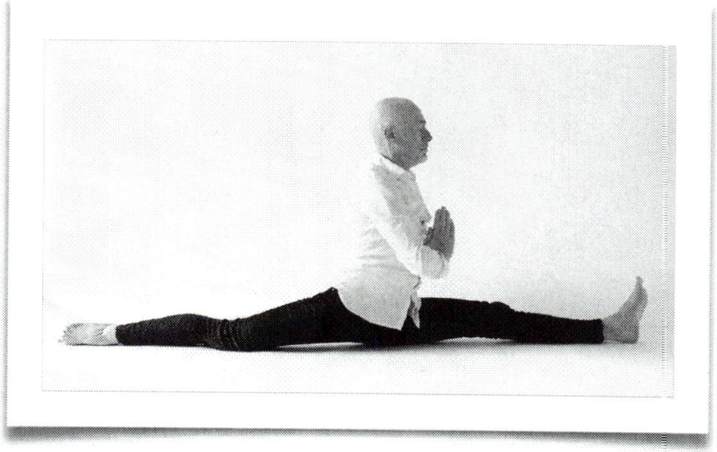

Vertrauen

Ich kann allem und allen vertrauen, Menschen, Geräten, dem Schicksal, dem Kopfkissen und der Stuhllehne. Doch nur, wenn ich bei mir selbst anfange, wenn ich mir selbst vertraue, wenn ich auf meinen Körper, meinen Kopf, mein Heilsein und meine Selbstheilungskraft baue, nehme ich die Steuerung meines Wohlbefindens selbst in die Hand.

Freiheit

Sie entsteht im Kopf. Ich muss nichts tun, was ich nicht will, weil ich alles gerne tue oder es sonst gar nicht tue.

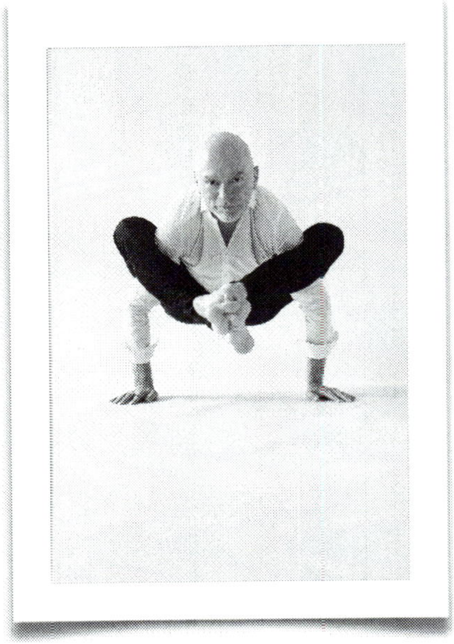

Murmeltier-Prinzip (der erste Tag das ganze Jahr)

Ich kann allem immer wieder den Zauber des ersten Mals geben. Es ist meine Entscheidung, immer wieder wie ein Kind den ersten Schritt zu tun.

Und wenn der Himmel doch wolkenverhangen ist, wenn es regnet und der kalte Wind mir mit seiner ganzen Kraft ins Gesicht bläst, kann ich trotzdem glücklich sein. Das Wetter ist keine Voraussetzung für meine Zufriedenheit. Gerade weil ich das Wetter nicht für mein Wohlbefinden brauche, erinnert es mich daran, dankbar zu sein für alles, was mir dabei hilft, zufrieden zu sein und andere zufrieden zu machen.

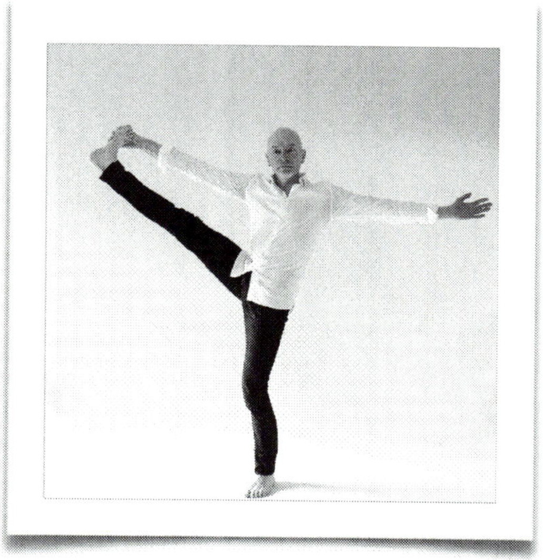

Freude

Weil ich sie zum Ziel meiner Arbeit mache, muss ich nicht bis zum Ende auf die Belohnung warten. Und ich brauche auch keine zusätzliche Belohnung als Ersatz.

Wachsein

Müde werde ich von allein. Doch ich will nicht ignorant oder gleichgültig werden und mich nicht ablenken lassen. Für mein Wohlbefinden kann ich nicht anders, als ständig auf der Hut zu bleiben.

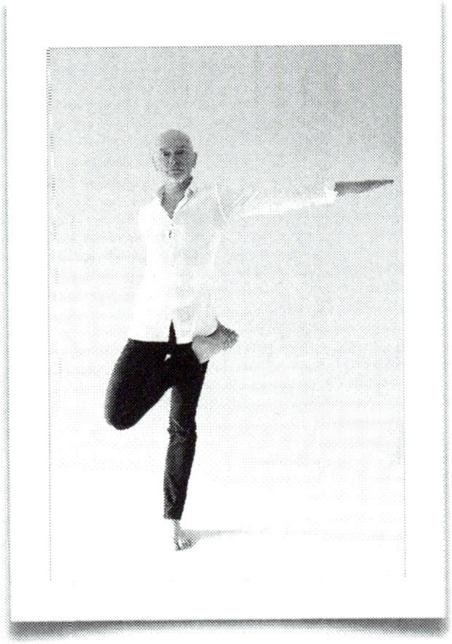

Machen

Manchmal schreibe ich einfach etwas auf. Wenn ich mich mit meinen Gedanken aber nur im Kreis drehe und mit mir selbst hadere, wenn mir keine handfesten Argumente mehr einfallen, wenn ich schon bei der Planung der Planung bin, weiß ich, es ist besser, aufzubrechen und etwas zu tun.

Gerne

Die zweite Möglichkeit, nicht tun zu müssen, was ich nicht will, vergesse ich leicht, aber sie ist oft der einfachere Weg. Ich tue es gerne. Ohne Widerstand. Ohne Kampf.

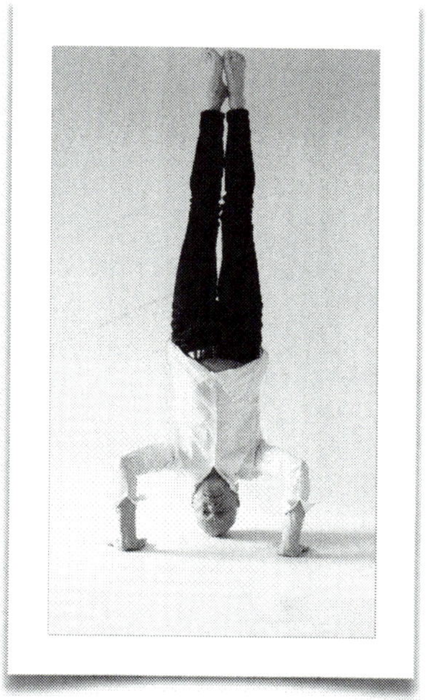

Atmen

Leichter und zuverlässiger kann ich Wohlbefinden nicht erreichen. Nicht mit der Zigarette, nicht mit dem Lippenpflegestift und nicht mit dem Mobiltelefon. Mein Werkzeug sind nur ein paar Silben: ein aus, at-men.

Bei mir

Was ist Wohlbefinden? Nicht woanders zu sein. Nicht wer anders zu sein. Nicht wann anders zu sein. Es gibt keine bessere Definition, keine bessere Ermahnung, keinen besseren Check.

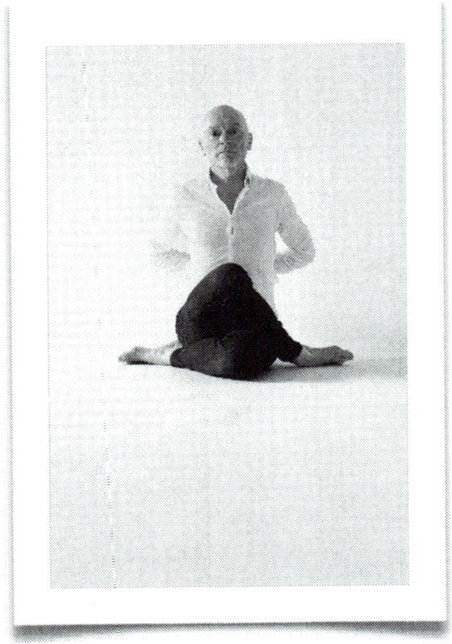

Geduld

Die Zeit, in der ich allen und allem gegenüber Geduld übe, ist Zeit, die ich für mich gewinne, Zeit, die ich nicht einfach hinter mich bringen will.

Rücksicht

Der Ärger, der in mir aufkeimt, weil mir scheinbar gerade jemand im Weg steht, das kochende Adrenalin, sie verschwinden in dem Augenblick, in dem ich mich mit den Augen der anderen betrachte. Mich selbst zu überwinden und einem Impuls lange genug nicht nachzugeben, gibt mir die Chance, zu sehen und zu verstehen, statt zu wollen und zu müssen.

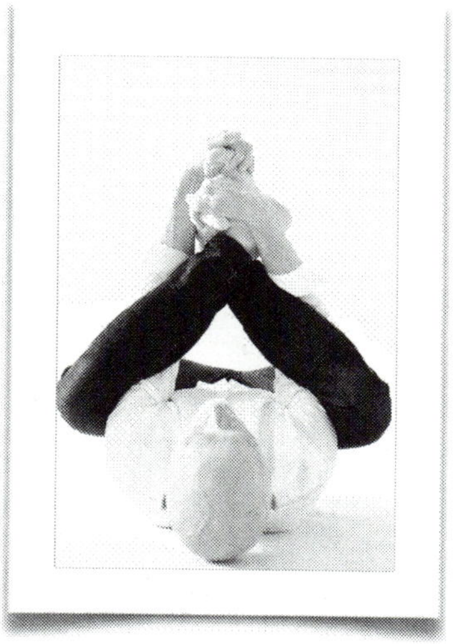

Respekt

Je besser ich mich mit der Arbeit an meinen Schwächen kennenlerne, desto mehr ist es mir ein Bedürfnis, uns alle groß zu machen, nicht klein, mit all unserem Streben und all unserem Bemühen.

Flexibilität

Grenzen und Begrenzungen zu kennen, ermöglicht mir, sie immer ein kleines Stück zu verschieben. Mit dem Kopf, den Händen, Füßen und meinem ganzen Körper.

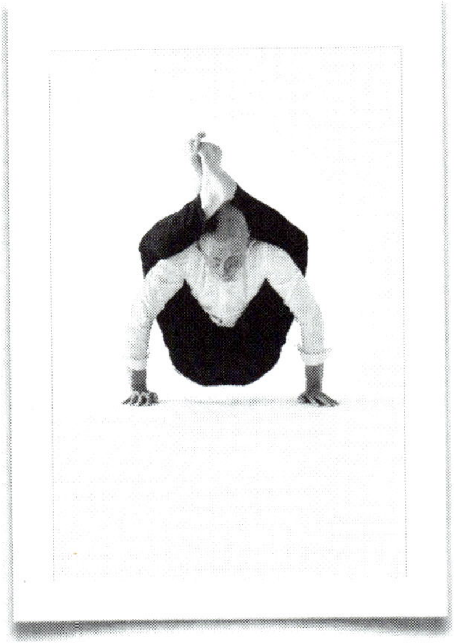

Haltung

Wie schön, dass mir Kopf und Körper wechselseitig Auskunft über mein Gleichgewicht geben und ich mit Kopf und Körper genauso wechselseitig daran arbeiten kann.

Ohne

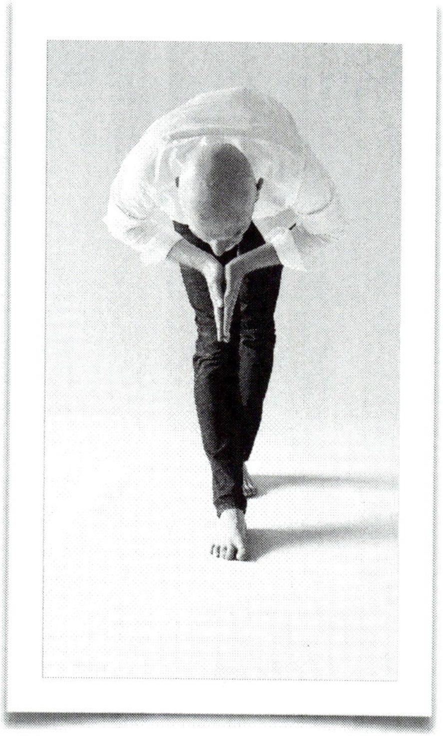

Inhaltsverzeichnis

Auch von Walter Rehm

Erschienen als Hardcover, Taschenbuch und E-Book:

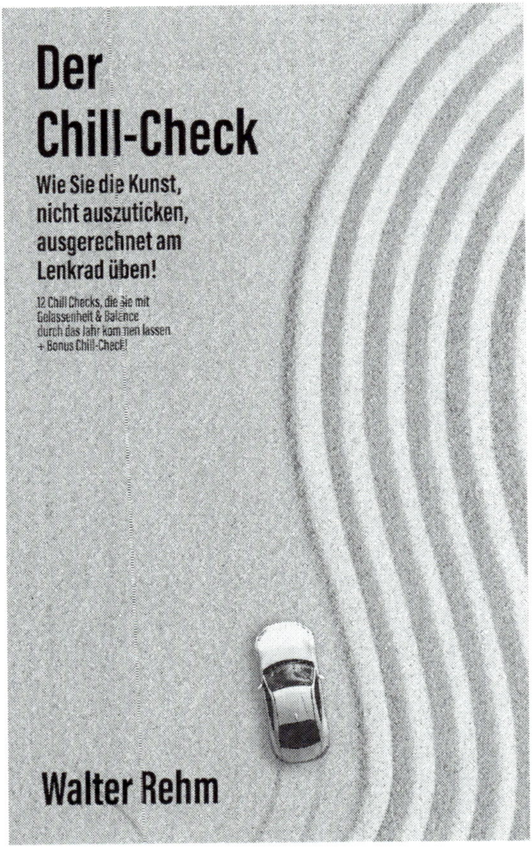

Walter Rehm

Der Chill-Check

Leseprobe

Nach Wochen voller Stress und Raubbau an Körper und Geist, vielleicht schon kurz vor dem Kollaps, fällt es Ihnen auf: Sie müssen da raus! Sie dürfen Ihr Heil jetzt nicht mehr dem Zufall überlassen. Sie brauchen dringend Entspannung, um sich ein bisschen Ausgeglichenheit zurückzuerobern. Damit ist Ihre Suche nach dem Wohlbefinden aber nur so etwas wie eine Notfallbehandlung, sozusagen eine Vollbremsung vor der Katastrophe. Doch wie schön wäre es, nicht nur diese zwei Wochen im Notfallmodus, sondern das ganze Jahr an Ihrem Wohlbefinden zu arbeiten? Jeden einzelnen Tag? Wie angenehm wäre es, den Wellness-Urlaub und das Entspannungswochenende zu genießen, sie aber nicht zu brauchen? Stellen Sie sich vor, Sie könnten Ihr Wohlbefinden jeden Tag so aktiv verfolgen, dass Sie den Satz „Der Urlaub war jetzt echt nötig" nur mit einem Grinsen über die Lippen bekämen, weil er Ihnen als glatte Lüge erscheinen würde.

Als erstes sollten Sie dafür diese drei Wörter im Auge behalten: „nicht", „bei" und „mir". Die drei Wörter beschreiben einen Zustand, der praktisch an jeder Verschwörung gegen

Ihr Wohlbefinden beteiligt ist. Wenn Sie nicht bei sich sind, geht es Ihnen nicht gut. Wenn Sie dauerhaft, Stunden und ganze Tage, außer sich sind, ganz woanders sind, nicht in sich selbst ruhen, nicht Ihr Gleichgewicht zwischen innen und außen finden, nicht die Balance zwischen Körper und Geist bewahren, dann helfen tatsächlich nur noch der 24-Stunden-Schlaf, die ultimative Koma-Party oder eben der Wellness-Urlaub. Mit diesem Buch lernen Sie, Ihr Gleichgewicht in Zukunft aktiv zu suchen und rechtzeitig zu reagieren, wenn es in Gefahr ist. Sie gewöhnen es sich an, darauf zu achten, wenn Sie nicht mehr bei sich sind. Sie lernen, aktiv daran zu arbeiten, wieder zu sich zu kommen und bei sich zu bleiben.

Es klingt unglaublich, aber genau dabei, beim Aufspüren der Schieflage in Ihrem Befinden, genauso wie bei der Arbeit an der Rückkehr zu sich selbst, kommt Ihnen ausgerechnet das Auto zu Hilfe. Auch wenn Sie nicht unbedingt als Autonarr geboren und keine Fahrfanatikerin sind, entführt Sie dieses Buch zu einem völlig anderen Blick auf des Deutschen liebstes Kind. In das unglaublichste Abenteuer, das unser Alltag überhaupt zu bieten hat. Dieses Abenteuer heißt Straßenverkehr. Lernen Sie, mit dem Auto Ihr Wohlbefinden selbst zu steuern und so immens zu steigern, dass Sie sich fühlen, als wären Sie auf einen anderen Planeten ausgewandert. Einen Planeten, auf dem man vergessen hat, dass Autos theoretisch auch als Fortbewegungsmittel genutzt werden können.

Walter Rehm
München
info@breath-and-smile.com

Amazon Media EU S.à r.l., 5 Rue Plaetis, L-2338, Luxembourg

Fotos: Christian Alber
Lektorat: Katharina Glück
Umschlaggestaltung: Katie MJ Designs